口《こう》唇《しん》口《こう》蓋《がい》裂《れつ》の理解のために

すこやかな成長を願って

第2版

愛知学院大学
口唇口蓋裂センター部長
言語治療外来部門科長
口腔先天異常学研究室教授兼務
日本口唇口蓋裂協会常務理事

夏目 長門

「たんぽぽ会」顧問

鈴木 俊夫　著

口唇口蓋裂を考える会
「たんぽぽ会」協力

愛知学院大学名誉教授

河合　幹　監修

医歯薬出版株式会社

第二版（四刷）にあたって

第一版の出版以来、二十年を経て、その間に口唇口蓋裂児を取り巻く環境や治療は、大きく変化して参りました。またその間に、私達が中心となり、特定非営利活動法人日本口唇口蓋裂協会を設立し、国内外の多くの方々とともに、子供達を取り巻く環境をわずかでもより良いものにしていくように、微力ながら努力をして参りました。

また、出生前診断技術の進歩、予防や遺伝子解析の努力により診断、治療、予防について改善はなされていますが、いまだ多くの問題を抱えています。第二版の発行にあたって、これらの変化をふまえて読者の方々に最新の情報を提供すべく努力を致しました。

改訂にあたっては、古川博雄博士、新美照幸博士、中村友保博士、外山佳孝博士、南　克浩博士、鈴木　寧博士、吉田和加博士、鈴木　聡博士、藤原久美子博士、井村英人博士、上谷美幸博士のご協力をいただきました。

河合　幹
夏目長門
鈴木俊夫

二〇〇四年五月（二〇一四年三月一部修正）

第一版　はじめに

口唇《こうしん》、口蓋裂《こうがいれつ》は、わが国では古くから一般に知られた病気です。このように人々によく知られているのは、日本人では他の人種に比べ出現頻度が高く、百数十家族に一人の割合（出産五〇〇～六〇〇に一人）で本症の患者さんがいるためだと考えられています。

現在では、口唇、口蓋裂の治療は進歩して、適切な時期に正しい治療を受ければほとんど障害は残りません。

私達の施設は、中部地方で最大で最も古い口唇口蓋裂センターとして我が国でも屈指のスタッフと患者数を有しておりますが、これらの患者さんの治療を通じ強く感じていることがあります。それは、一般にわが国では、病気は医者と患者で治すものと考えられており、周囲の人々は患者に協力的とはいえません。しかし、これは大きな間違いです。特にこの病気では、長期間（十五～二十年）にわたり多くの専門家の治療を必要とするうえ、傷跡が多少残る場合もあり、患児や母親を取り巻く家族や学校の先生方、また、周囲の人々がこの病気について正しく理解し、みんなで治療に協力していただくことが不可欠です。

このような観点に立ち、口唇、口蓋裂について日頃私達の施設で患者さんや家族の方々に説明している事柄、質問を受ける項目、また、口唇、口蓋裂を考える会の会員の方々の協力を得て、学校や幼稚園の先生方、そして一般の人々に理解しておいていただきたいことなどをまとめてみました。

本書は患児の家族の方々のみでなく、医療、教育関係の方々、また、広く一般の人々に口唇、口蓋裂について正しく理解していただき、治療が円滑に行われ、患児がすこやかに成長することを願って、医歯薬出版㈱のご厚意により出版させていただきました。

本書の純益は、口唇、口蓋裂に関する研究費、特定非営利活動法人日本口唇口蓋裂協会の運営資金の一部にさせていただきたいと考えております。

一九八九年五月（二〇〇四年五月一部修正）

河合　幹
夏目長門
鈴木俊夫

第二版 謝 辞

本書は、愛知学院大学附属病院口唇口蓋裂センターならびに言語治療外来部門において口唇、口蓋裂治療にご尽力いただいている愛知学院大学学長　内科教授　小出忠孝先生をはじめ田中貴信　病院長、千田　彰　副病院長、内科（松原達昭教授）、小児科（杉山成司助教授）、耳鼻科（佐藤孝至講師）、矯正歯科（後藤滋巳教授）、麻酔科（原田　純教授）、小児歯科（故土屋友幸教授）、外科（小島　卓教授）、補綴科（伊藤　裕教授）、第一保存科（千田　彰教授）、第二保存科（中村洋教授）、歯周病科（野口俊英教授）、放射線科（有地榮一郎教授）、口腔衛生科（中垣晴男教授）、顎顔面補綴（田中貴信教授）などの各科の先生、ならびに看護部、言語治療部、放射線技士、技工部、検査部、写真室などの病院職員の方々のご協力がなくては完成されませんでした。

また、口唇口蓋裂センターの各位のご助力に衷心より深謝いたします。

なお、本文中のイラストは岩月麻里さん他にお願いしました。あわせて感謝いたします。

二〇〇四年五月（二〇一四年三月一部修正）

著　者

目次

Ⅳ　質問コーナー　87

Ⅰ

口唇《こうしん》、口蓋裂《こうがいれつ》とは
どのような病気なのでしょうか

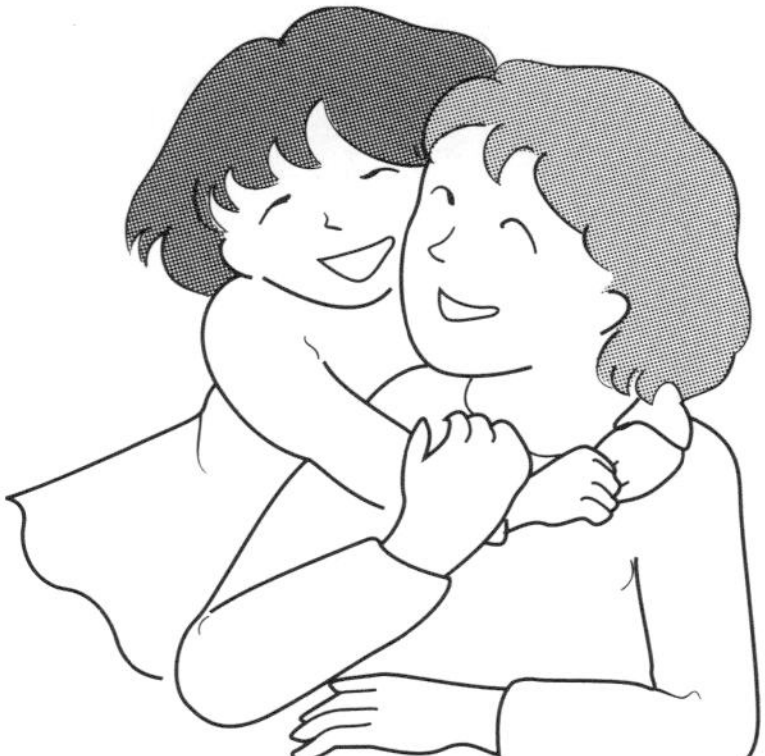

1. 口唇裂《こうしんれつ》とは

口唇《こうしん》（くちびる）に披裂《ひれつ》を生じて生まれる病気のことをいいます。

人の顔は、お母さんのおなかの中でいろいろな突起（顔面隆起《りゅうき》）が組み合わされてつくられていきます。ですから、その途中ではすべての人がいろいろな披裂をもっているわけです。

口唇裂とは、生まれてくるまでに口唇の部分の披裂がなくならなかった状態（口唇がくっつかなかった状態）をいいます。ですから、どんな人でもすべて胎児《たいじ》のときは口唇裂の状態だったといえますし、どの人の子供も口唇裂になる可能性があります。

2. 口蓋裂《こうがいれつ》とは

最初、赤ちゃんは、お母さんのおなかの中で鼻腔《びくう》（はな）も口腔《こうくう》（くち）も、まだ境がありません。だいたい胎生《たいせい》の九週ごろに左右の口蓋《こうがい》隆起がのびてきて、口蓋（上あご）がつくられます。

口蓋裂とは、赤ちゃんが生まれてくるまでに口蓋隆起が最後までくっつかなかった状態をいいます。

つまり、人は誰でもある時期まで口蓋裂の状態だったわけです。ですから、どんな人の子供も口蓋裂になる可能性があります。

3. どの夫婦でも、この病気の赤ちゃんが生まれてくる可能性があります。

いままでにお話したように、人は誰でもある時期までは口唇《こうしん》や口蓋《こうがい》に披裂《ひれつ》があります。この病気は、特定の人にだけ現れるのではなく、すべての夫婦から口唇裂、口蓋裂の子供が生まれてくる可能性があります。ですから、この病気の赤ちゃんが生まれることは誰の責任でもありません。

4. 原因は何でしょうか。

一般に、口唇《こうしん》、口蓋裂《こうがいれつ》は遺伝のみによっておこると考えられがちですが、これは大きな誤りです。詳しい原因はまだわかっていませんが、種々の環境要因が関与していると考えられています。たとえば、私達の研究室の動物実験でも、妊娠中に何日間か食物を与えなかったり、薬で眠く

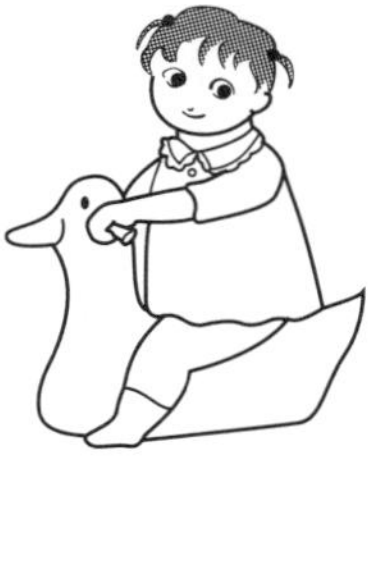

なるような状態にしておいたり、日常どこにでもいるような細菌に感染させただけでも口蓋裂の状態になります。

専門家の間では、この病気について、多因子しきい説であろうとする考えが最も有力です。多因子しきい説とは、何か一つの原因によって病気になるというよりも、環境因子、遺伝因子など種々の因子が組み合わされてある一定の値（しきい値）を越えた場合に病気になるというものです。

研究者によっては、肥満や糖尿病においても、この学説をあてはめる人もいるくらいです。そういった意味からも、この口唇、口蓋裂は特別の病気ではありません。

5. この病気の頻度は

私達は、口唇《こうしん》、口蓋裂《こうがいれつ》の赤ちゃんの頻度について、昭和五十六年から、愛知県産婦人科医会、愛知県助産婦会、また、最近では、日本母性保護医協会岐阜県支部、岐阜県助産婦会の会員の方々の全面的なご協力を得て調査させていただいておりますが、その結果をみますと、だいたい五〇〇〜六〇〇の出産に一人くらいの頻度であります。ということは百数十家族に一人の割合で、家族に口唇、口蓋裂の患者さんがいるということになりますが、これは白人の八〇〇〜一、〇〇〇に一人、黒人の一、〇〇〇〜一、八〇〇に一人に比べて日本人では相当高率といえます。

また、お隣りの韓国や、アメリカンインディアンでも比較的頻度が高いので、一般に、黄色人種では口唇、口蓋裂の頻度が高いと考えられます。

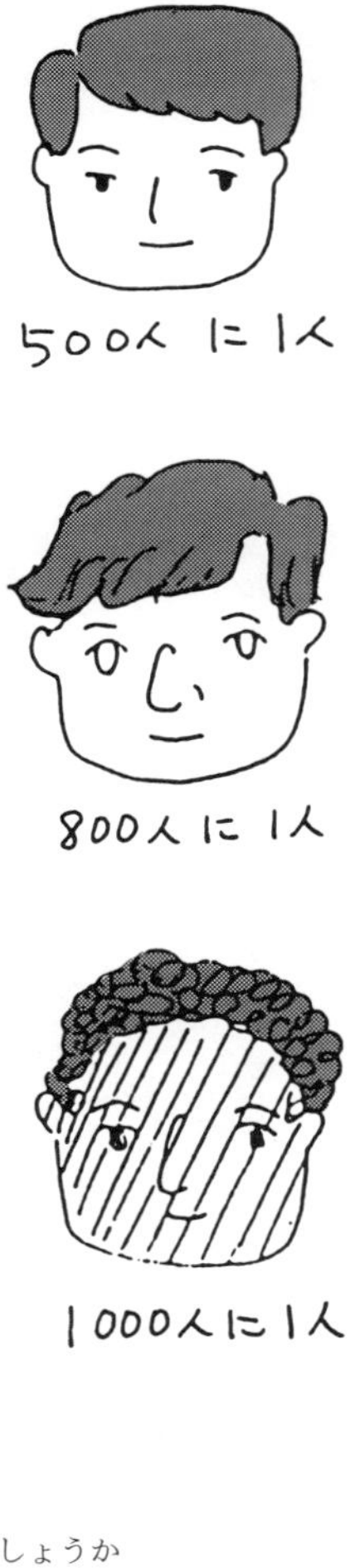

6. お母さんのおなかの中でいつごろこの病気になるのでしょうか。

赤ちゃんは、お母さんのおなかの中で、最初は一つの細胞から何度も何度も細胞分裂を繰り返して大きくなっていきます。

妊娠初期では、まだ顔、手、足などの区別はありません。その後、顔になる部分にいろいろな突起がのびてきます。この時期、人の顔にはいろいろな披裂《ひれつ》の状態が存在します。

口唇《こうしん》は、だいたい妊娠六〜八週ごろまでに披裂がなくなってきますが、このときまでに披裂がなくならない場合、口唇裂になります。

口蓋《こうがい》は、これよりももうすこしあとになって、だいたい妊娠九〜十週ごろに舌の左右の下のほうから、二つの口蓋隆起がのびてきて口蓋がつくられます。

口蓋がつくられることによって、鼻腔《びくう》と口腔《こうくう》に分かれるのですが、このときに左右の口蓋突起が完全にくっつかなかった状態が口蓋裂なのです。

口唇裂も口蓋裂もともに妊娠の初期で、赤ちゃんの大きさはまだ数センチメートルくらいで、とても小さく、ほとんどのお母さんは妊娠していることすら気づいていませんし、その後も、他の部の成長は順調に進んでいるので、お母さんがおなかの赤ちゃんになんらかの異常を感じることもないのです。

7. 予防はできないのでしょうか。

いままでお話したように、この病気の詳しい原因はわかっていないので、予防薬はありません。また、口唇《こうしん》、口蓋裂《こうがいれつ》と関係のあるという環境因子（薬品、嗜好品など）もいろいろ報告されていますが、日常生活をしていくうえでこれらのすべてをさけるということは、実際には不可能ですし、体の中にあるストレスがかかったときに出るホルモンによっても口蓋裂になることも報告されています。

一般に、結婚して赤ちゃんのできる可能性がある方は、できるだけ規則正しい、健康的な生活をおくり、心をおだやかに保つということ以外に、必ず大丈夫という予防法はみつかっていません。

私達は多くの方々の強い要請を受け、文部科学省科学研究費を受けて、わずかでも予防できないかという試みを行っておりますので、一七三ページにて詳しく解説致します。

II　口唇《こうしん》、口蓋裂《こうがいれつ》の治療のみちすじ

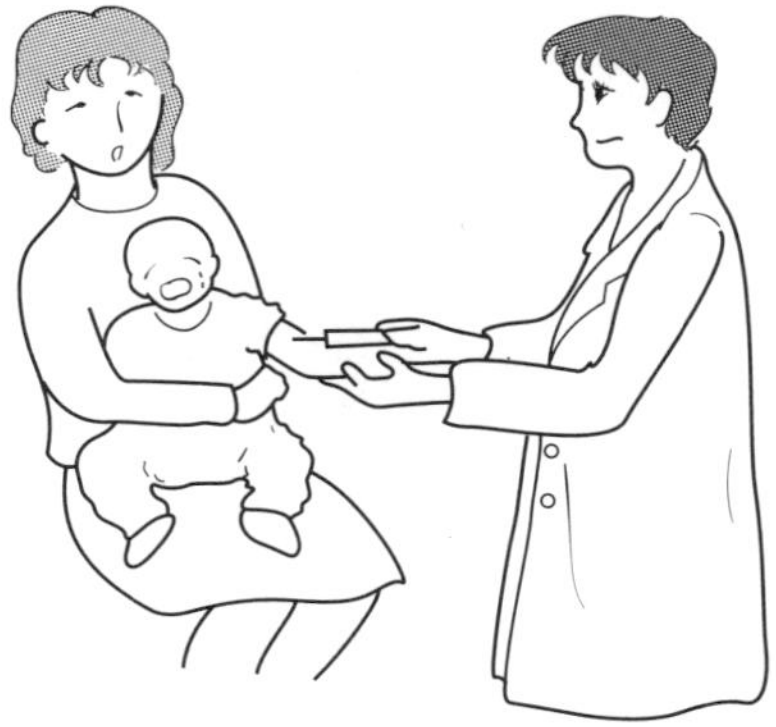

1. 初回手術まで

(1) 産婦人科で

赤ちゃんの口唇《こうしん》や、口蓋《こうがい》に披裂《ひれつ》があることを知ったお父さん、お母さんの驚きや戸惑いには計り知れないものがあります。

出産施設では、他の病気の合併《がっぺい》の有無を調べ、他に治療を優先しなければならない病気があれば、その専門医へ紹介されます。

医師からは、口唇、口蓋裂は適切な時期に正しい治療が行われれば、ほとんど機能障害は残らないという説明がされます。

当面は、お母さんの体が順調に回復して、早く育児に専念できる状態になることが最も大切です。

(2) 哺乳について

手術の前にお母さんが最も大変なのは、哺乳の問題です。

披裂《ひれつ》がごく軽度の場合では特に処置を必要としませんが、ほとんどの赤ちゃんは吸啜力《きゅうてつりょく》（お乳を吸う力）が弱く、通常の哺乳器では自力で哺乳することは困難です。この場合、口蓋裂児用《こうがいれつ》の哺乳器を利用し、健常児の場合より多少時間をかけ、哺乳回数も多くして嚥下《えんげ》（飲み込み）をするペースに合わせて哺乳器を圧迫し、口腔《こうくう》へミルク（母乳）を入れてやる必要があります。

このとき、赤ちゃんの誤飲（肺のほうへミルクが入ってしまう）をさけるため、体を多少斜めにおこした状態にするとよいでしょう。

しかし、一回の哺乳時間をあまり長時間（一回十五〜二十分以上）にすると、赤ちゃんが疲労してしまうので、この点に留意しなければなりません。

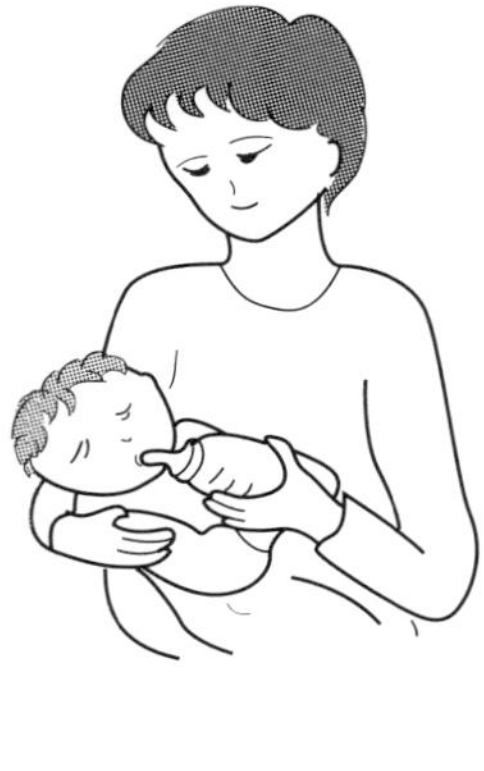

一回の哺乳量が少ない赤ちゃんや、舌が上顎（上あご）の披裂の中へ入り込みやすい赤ちゃんの場合、後述する口蓋床《こうがいしょう》（手術までの間、使用する人工の上顎）が有用で、これにより、舌の披裂内への落ち込みがなくなり、舌による披裂の拡大や、顎の偏位を防止し、また、吸啜運動（お乳を飲もうとする運動）による陰圧形成を助け乳首の披裂への陥入を防ぐので哺乳が容易になり

ます。特別な場合を除いて、安易に鼻腔栄養《びくうえいよう》（鼻からチューブを入れる方法）に頼ることは勧められません。

鼻腔栄養を行うと、家族も医師もお乳を飲ませるのは楽ですが、赤ちゃんが口腔の筋肉を働かさなくなるため、口唇、口蓋の筋肉の発育が遅れ、手術の条件が悪くなるのみならず、手術後の言語発達にも大きく影響しますし、また、赤ちゃんはお乳を飲む満足感も得られません。ですから、出産直後からできるだけ自力で哺乳させたいものです。私達は国内外の口唇口蓋裂用哺乳瓶や小冊子を用意して、哺乳を助けるとともに入院下で鼻腔栄養（鼻からチューブを入れる方法）から経口摂取のための色々なケアを行っております。

(3) 家族や周囲の人々への説明

口唇《こうしん》、口蓋裂《こうがいれつ》の治療を円滑に行っていくうえで、家族や周囲の人々の協力が不可欠です。

特に、出産後から手術を受けるまでの間は、お母さんは体力的にも精神的にも不安定です。私達の施設で治療を行ったお母さんに手術前までの気持ちについて調査してみますと、ほとんどの方は出産直後こそ大変なショックを受けますが、ご主人や家族の人々の元気づけるあたたかい言葉や対応が最も心のささえになったと答えており、そうして赤ちゃんの育児に希望をもち、「私がしっかりしなければ」と、みなさん頑張られるようです。そしてまた、それが家族のきずなをよりいっそう深いものとさせているようでした。

しかし、一方、ごく一部ではありますが、無責任な父親や、手術が終わるまで実家にいなさいというような舅や姑もおり、母親に大きな心理的圧迫を加えているようなケースもありました。このような態度をとる家族ですと、赤ちゃんのすこやかな成長にも決してよいとはいえません。赤ちゃんのことをお母さん一人におしつけるのではなく、家族の一人一人が一致協力して赤ちゃんの治療、育児を行いましょう。

このような点からも、口腔外科などへ最初に受診するときもお母さん一人で来るのではなく、お父さん、場合によっては両方の祖父母の方もいっしょに出かけ、専門家の説明をみんなで聞くとよいでしょう。

また、お父さん、お母さんによっては、周囲の人々に病気のことをひたかくしにしようとする人がいますが、赤ちゃんの成長に伴い、周囲の人々のいろいろな協力を必要とすることもありますので、周囲の人々にもこの病気のことを正しく理解してもらい、子供さんの治療、すこやかな成長に協力してもらうとよいでしょう。

(4) 手術の前に気をつけること、してあげること

手術を待つ期間は、家族にとっては大変長く、待ちどお

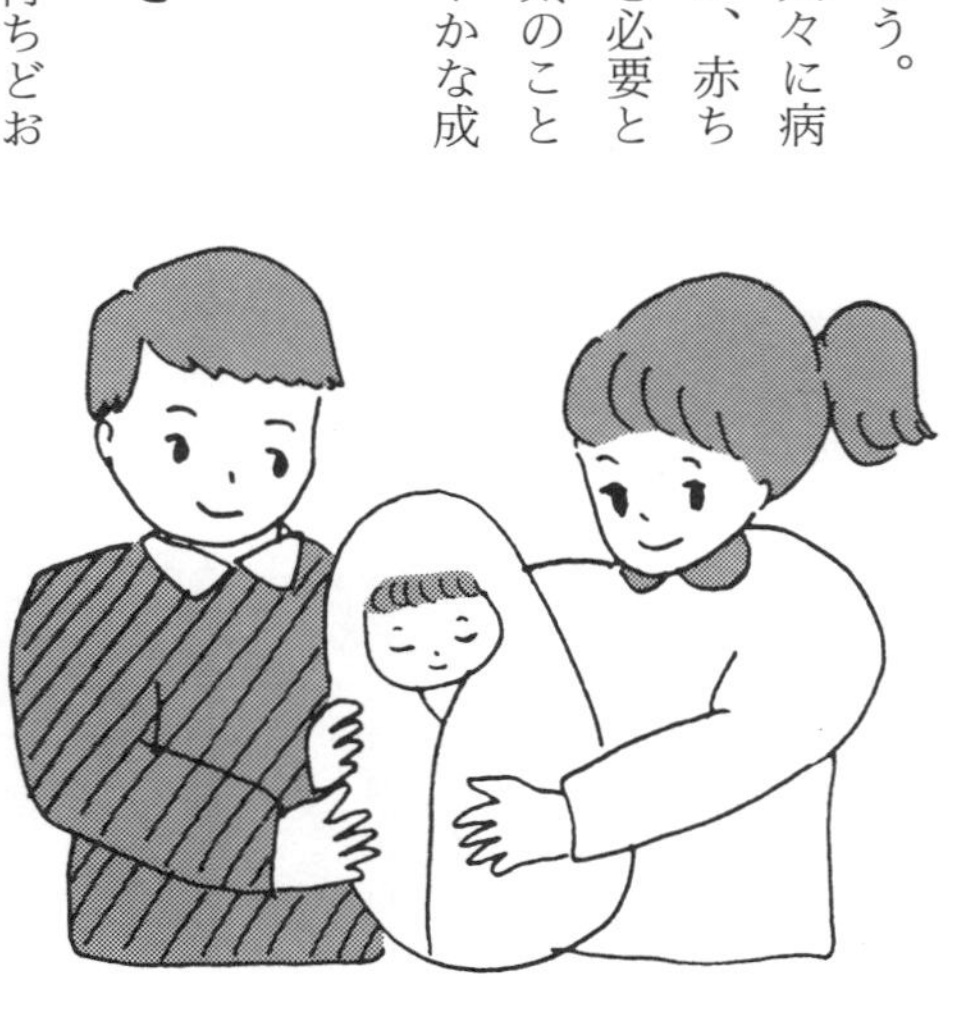

しいものです。特にお父さん、お母さんにとっては一日千秋の思いだと思います。一日でも早くと願うご両親の気持ちは大変よくわかります。

でも、待ってあげることにより、赤ちゃんの体のいろいろな器官は成長し、体重も増加して手術を受ける体力をつけていくのです。

ですから、手術前は、赤ちゃんが手術を受けるときに最もよい状態になるように、哺乳の他にもいろいろしてあげることがあります。でも、お母さんはまだお産のために体調は十分ではありません。家族みんなで協力してあげて下さい。

では、具体的に口唇《こうしん》、口蓋裂《こうがいれつ》の赤ちゃんには、どんなことをしたり、注意してあげればよいのでしょうか。

感染防止：手術の前は、まだ披裂《ひれつ》が閉じていませんので、赤ちゃんは、空気を直接肺のほうへ吸い込んでしまいます。

このため、ほこりなどが他の赤ちゃんより多く入ってしまいますし、寒い日であれば冷たい空気が、また乾燥していれば乾燥した空気が入ってしまうので、他の赤ちゃんに比べると上気道炎や、肺炎をおこしやすい状態といえます。

手術までの間は、室内の温度や湿度に注意してあげて下さい。

また、ほこりっぽいところや、人ごみはできるだけさけたほうがよいでしょう。でも、あまり神経質になる必要はありません。これは、他の赤ちゃんと同じ風邪の予防法です。

口唇《こうしん》、口蓋裂《こうがいれつ》があるということで、ややもすると赤ちゃんに厚着をさせ、室内に閉じ込めておきがちです。でも、これは、かえって逆効果です。あまり厚着をさせるのではなく、天気のよい日は、日光浴をできるだけさせてあげましょう。また、適当な乾布摩擦なども効果があります。

予防接種：赤ちゃんは、生後二～三ヵ月ごろからいろいろな予防接種がはじまります。口唇《こうしん》、口蓋裂《こうがいれつ》があるからといって、予防接種において特別な配慮をしてもらう必要はありません。しかし、手術の前と後の一ヵ月ぐらいは、薬剤の効果、薬剤による赤ちゃんの体力低下、手術侵襲による体調の変化などがあるので、さけたほうがよいでしょう。また予防接種の種類によっても差があるので、詳しいことは、担当医に相談しましょう。

離乳食：口蓋裂《こうがいれつ》を有する赤ちゃんでは、お母さんが離乳を遅くさせる傾向がありますが、披裂《ひれつ》があるからといって離乳を遅くさせる必要はありません。

気をつけることは、あせらず、他の子供より時間をかけ食べさせてあげることと、食後は必ず白湯（さゆ）を飲ませるようにして、口腔内《こうくうない》（口の中）を清潔に保つことなどがあります。

鼻や顎の術前矯正：口唇《こうしん》、口蓋裂《こうがいれつ》の場合でも披裂《ひれつ》の程度が強い場合、鼻や顎の偏位（ゆがみ）が強い赤ちゃんは、手術の結果をよくするため、手術の前に、装置をつかって偏位を可能なかぎり矯正《きょうせい》（正しい位置に）しておきます。

こういった意味からも、口唇裂の手術は三～五ヵ月（体重六キログラム）ごろ、口蓋裂の手術は一歳六ヵ月（体重十キログラム）ごろまで待つわけです。

鼻の偏位に対しては、シリコンやレジンなどの装置で、鼻の軟骨が硬くなる前に鼻の孔の丸みをつけたり、鼻柱をたててあげます。

顎の偏位に対しては口蓋床《こうがいしょう》（Hotz（ホッツ）というスイスの小児科・矯正歯科医が発案したもの）を使用します。顎の偏位のおもな原因は、舌が披裂部に陥入して圧迫するためおこりますが、この口蓋床（人工の上あご）を装着することにより舌の披裂部への陥入による顎の偏位を防ぐとともに、赤ちゃん自身の顎の発育を助けて、顎の正常位置の獲得をはかります。

この装置は、術前矯正の目的のみではなく、前述の哺乳の補助効果が大きいので、全国にしだいに普及しつつあります。

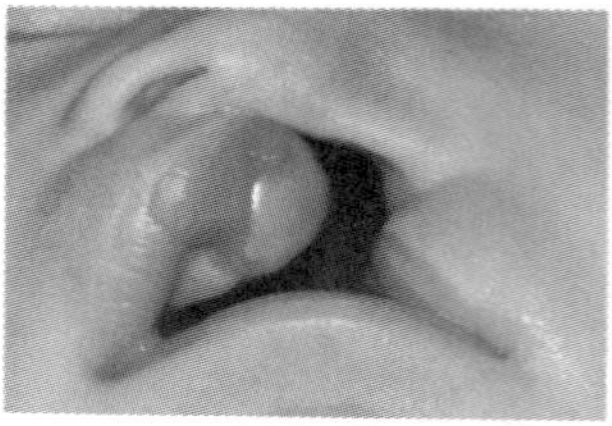

鼻矯正前

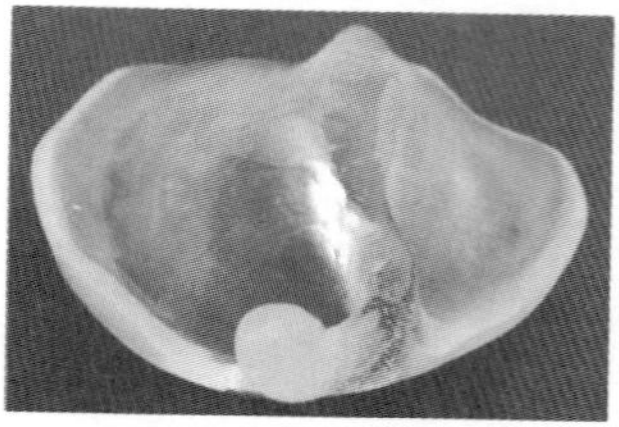

nasal stent 付き Hotz 床
(愛知学院大学口唇口蓋裂センター古川博雄先生提供)

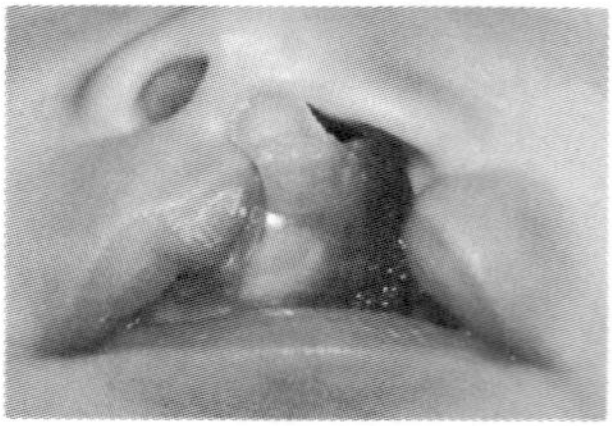

装着時

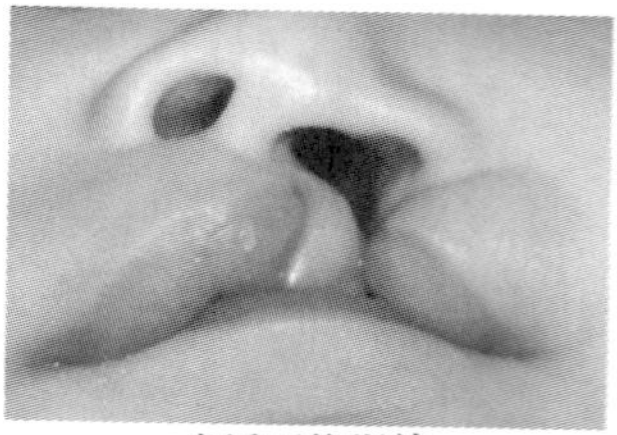

鼻矯正後術前

2. 口唇裂《こうしんれつ》の手術

(1) 手術の時期

口唇裂の手術は、一時期、早く手術を受けたいという家族の心理や、哺乳の問題により、出生直後に手術を行う施設もありましたが、現在では、私達の施設も含め、わが国のほとんどの施設では生後三～五ヵ月ごろ、体重六キログラムを越してから手術を行っています。また、両側裂の場合は、多少間をおいて（二～三ヵ月）二回に分けて手術を行います。

この理由としては、

① 生後まもない赤ちゃんは、お母さんのおなかの中から出たばかりで、新しい自然環境によるストレスがかかっているので、環境適応期間をおいたほうが安全度が高いことと、出生直後では、他に合併症があっても発見できない場合もあり

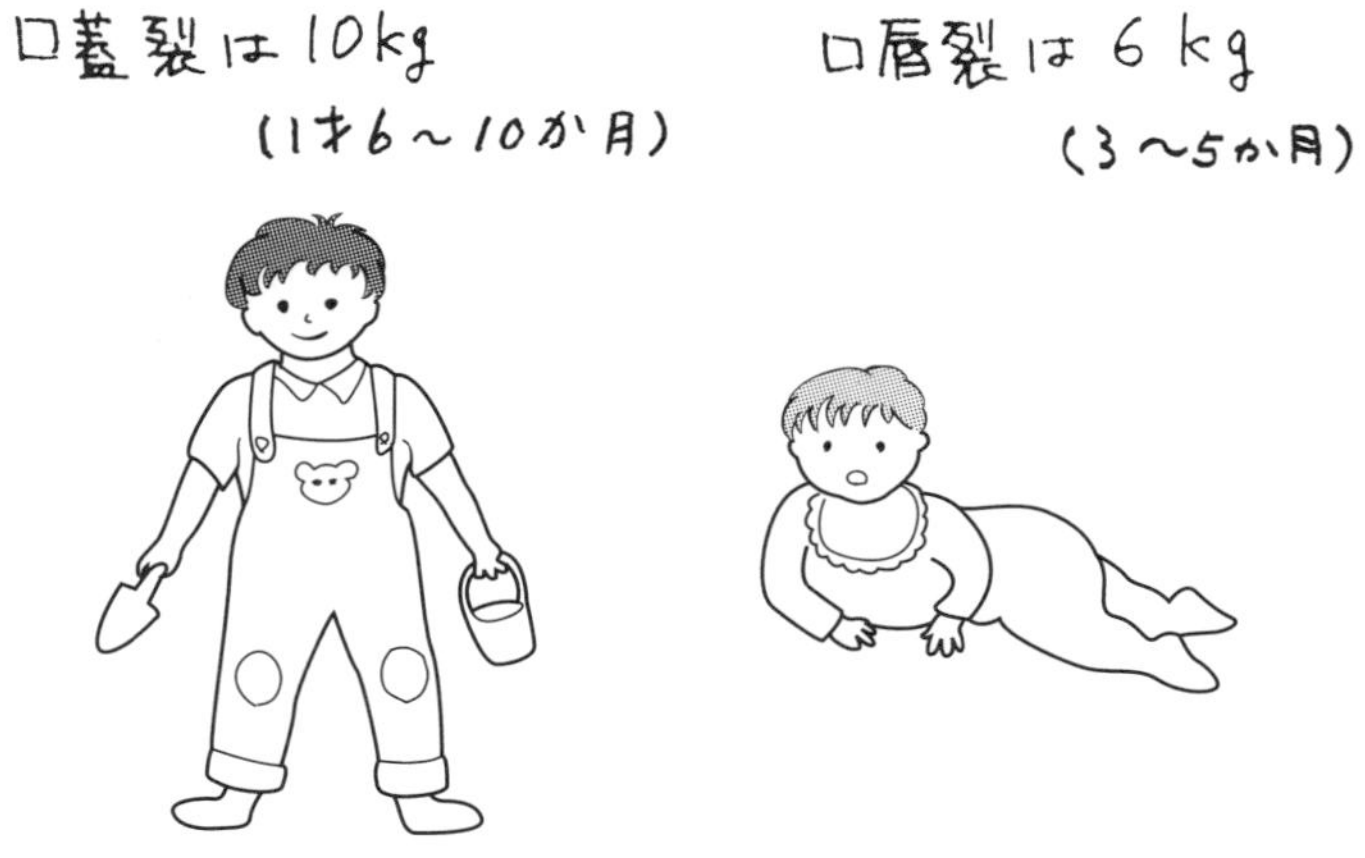

ます。

② 哺乳などの口唇運動を通じて口唇組織量が増加し、手術による形態形成が十分行えますし、このころになると、口唇を動かす筋肉である口輪筋《こうりんきん》の筋線維も成熟し、将来の口唇の運動機能にもよい。

③ 麻酔、および術後管理が容易で安全度が高くなる。

④ 上顎骨の発育に対する影響が比較的軽くなる。

⑤ 口蓋床《こうがいしょう》による術前矯正《きょうせい》により偏位した顎の位置を矯正することができ、結果的には鼻の変形の修復にもよい影響がでる。

などが考えられます。

手術を一日でも早くしたいという家族の方の気持ちはよくわかりますが、前述したように、赤ちゃんの手術時の安全性や、最終的な結果のことを考えると、十分時間をおいたほうがよいということになります。

実際に手術を受ける赤ちゃんのために、がんばって待ってあげて下さい。

(2) 手術の前の検査とは

手術を行う前には、担当医の他に小児科、麻酔科の医師により、術前検査が行われます。具体的には、尿の検査や胸のレントゲンをとったり、ちょっとかわいそうですが多少採血もします（でも、この時期は、痛みを感じる神経は大人ほど敏感ではないので採血していてもニコニコしている赤ちゃんもいます。私達が思うほど痛くはないのでしょうか……）。

これらの検査は、赤ちゃんの手術がより安全で、手術の結果もよいという状態を確認するために行われます。

検査の結果、場合によっては手術を延期することもあります。また、検査で問題がなくても、手術の前に風邪をひいたりして延期になることもあります。こんなとき、ご両親は、大変がっかりされ、多少の風邪くらいなら、なんとか手術をして下さいといわれます。

私達もその赤ちゃんのためにベッドを確保して、手術日には、手術を担当する医師（通常三

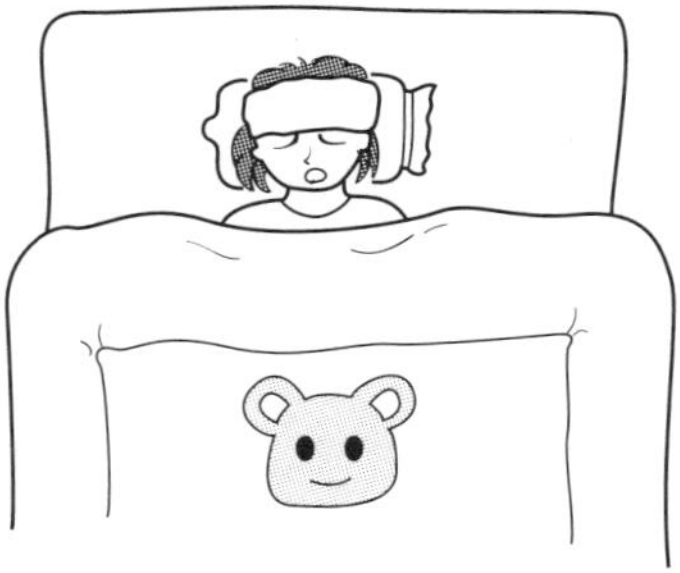

名）、麻酔科医、看護師などいろいろな専門家がチームを組んで体をあけているわけです。

でも、無理をして手術をすれば、しわよせはみんな赤ちゃんにきてしまいます。手術後の経過のことを考えるとやはり延期することになります。

私達の病院では、母子ともに病院の環境になれてもらったり、また、必要があれば、入院後、検査を行うため、通常、手術の三日ほど前に入院してもらっているのですが、赤ちゃんによっては、手術の前の日になると、他には異常はないのに発熱して、手術の延期が決まると、とたんに熱が下がってしまうことがあり、こんなことを何回も繰り返すこともあります。

赤ちゃんとお母さんは一心同体です。お母さんが手術のことで神経質になっていると、赤ちゃんもそれを敏感に感じて熱を出してしまうのです。

最初にお話したように、現在、口唇《こうしん》、口蓋裂《こうがいれつ》の手術は非常に進歩しています。

手術は専門医にまかせていれば心配いりません。手術が決まると、お母さんがいろいろ考えて神経質になりがちですが、心をおだやかに保つことも重要です。

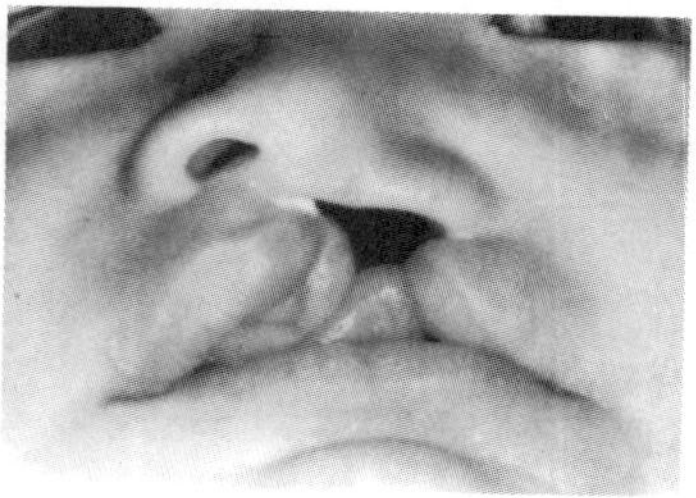

片側性完全口唇裂（手術前）

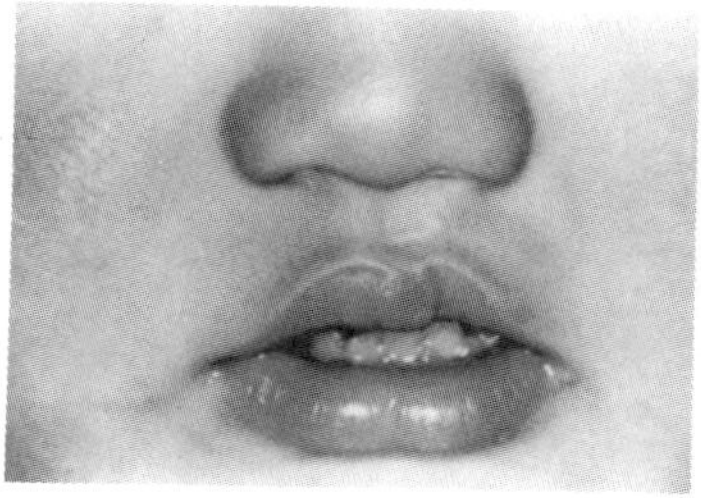

同（手術後）

(3) 口唇裂《こうしんれつ》の手術はどんなふうにするのでしょうか。

手術の前になると、お父さんやお母さんは「痛くないですか」とか「手術の予定時間は何時間ですか」と、いろいろ手術のことを質問されます。ほとんどのお父さんやお母さんは、実際の手術を見たことがないので、口唇裂の手術はどんなふうになるのかと、映画やテレビの場面などを思い出し、いろいろ想像し心配されることと思います。

口唇裂の手術がどんなものであるのか、私達の施設での手術の流れをおおまかに説明しましょう。手術室に入ると、赤ちゃんは手術台の上に寝かされます。そして、血圧計、心電計などが体につけられます。このとき、たいていの赤ちゃんは、どうしたのかな、いつもとすこし違うなといった感じでキョトンとしています。このようにして、赤ちゃんの呼吸や血液循環をモニターするための準備が完了すると、麻酔科医があまずっぱい臭いのする麻酔ガスが出ているマスクを口の上へもっていきます。マスクを口に押しつけると赤ちゃんがいやがって泣いたりするので、最初は直接口に押しつけるようにはしません。しばらくすると、赤ちゃんはウトウトと眠くなってしまいます。

赤ちゃんが寝てから点滴のための注射針を使用しますが、このときは赤ちゃんはもう寝込んでしまっているのですこしも痛くはありません。

その後、麻酔科医は、手術中赤ちゃんに酸素と麻酔ガスを送り込むためのチューブを口から気管のほうへ挿入します。また、手術中、薬や血液が目に入らないように目薬とテープを使って目の保護などの処置をします。

口の外と中の消毒をしたあとで、コンプレッセンといわれる消毒済みの布が赤ちゃんの上にかぶせられ、手術の前の準備が完了します。

手術は、手術を担当する口腔外科医三名(執刀医一名、介助医二名)、麻酔科医一〜二名、看護師二名のチームで行われます。

執刀医は、手術用のメジャー（物さし）と特殊なペンを使用して手術の設計を行います。これは、ミリ単位で行われ、手術時間の中で相当の割合を占めます。設計はミラード法、クローニン法、その改良法などいろいろな方法があり、その赤ちゃんに一番適した方法が使用されます。

設計が完了すると、出血を少なくするための薬が口唇に注射されます。この薬がきくのを待って手術が開始されます。口唇裂の手術は、単に口唇をくっつけるだけではなく、口唇の動き（機能）も十分行えるようにするため披裂《ひれつ》部の口輪筋《こうりんきん》を結びつける処置、鼻の変形を回復するための処置、口蓋裂《こうがいれつ》のある赤ちゃんでは、将来の口蓋裂の手術をより確実なものとするため顎裂部の処置などが追加されることもあります。

縫合も、皮膚、皮下、筋肉、粘膜部など、その場所にあった針、糸を使用し何層にも行われます。ですから、手術が終わってからまた創部が開くことはありません。

手術が終了すると、麻酔科医は麻酔ガスを止め、酸素だけを肺のほうへ送り込みます。点滴がはずれないように、看護師が保護装置を赤ちゃんに装着したり、目の保護のためのテープを取ったりします。

麻酔ガスを止め、しばらくすると赤ちゃんは目を覚まします。麻酔科医は、赤ちゃんが完全に目を覚ましたことを確認してから、口に入れてあったチューブを抜き、酸素テントのある観察室へ移させます。観察室でしばらくの間赤ちゃんの様子をみて、その後に病室へもどることになります。

(4) 手術のあとに気をつけること

① 入院中

口唇裂《こうしんれつ》の手術が終了すると、麻酔科医は、麻酔ガスを止めて赤ちゃんが自然に目覚めるのを待ちます。お母さんによっては、手術の予定時間よりすこしでも長くなると、いろいろ心配されますが、手術が終わってからも、赤ちゃんが目覚めるのに時間がかかれば、帰ってくるのは遅くなるわけです。

また、手術のあと、すぐに病室に帰るのではなく、観察室に移され、数時間、全身の状態に異常がないことを確認します。

その後、赤ちゃんは病室にもどって来ますが、このとき、手には筒状の装置がついています。これは抑制帯といって、赤ちゃんが手で口唇をさわったりしないようにするためのものです。

また、点滴もついています。点滴は、赤ちゃんに水分や栄養を補給したり、必要な薬剤を与えるためにつけてあります。赤ちゃんがあばれて点滴をはずすと、病室では点滴を再度入れるのが大変です。赤ちゃんが点滴のチューブを足でけったりしてはずしてしまうことがないように気をつけて下さい。また、点滴で薬液が落ちなくなったら、看護師を呼んで、みてもらうとよいでしょう。

水分は、指示があってから与えて下さい。帰室直後ですと、まだ麻酔の作用が残っているので

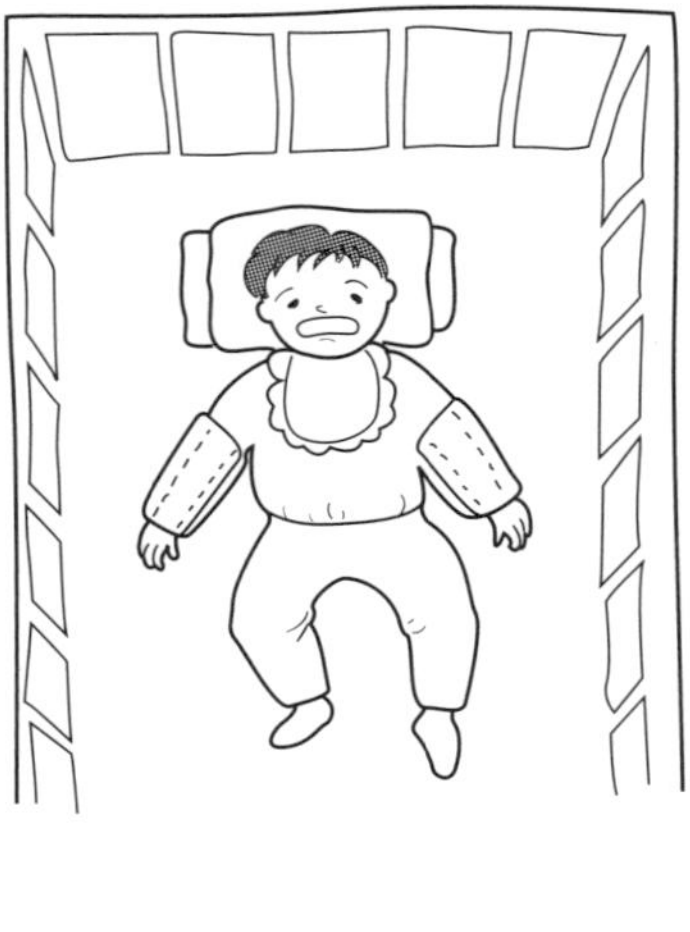

吐いたりすることがあります。

手術の何時間も前からミルクを飲ませていないといって心配されるお母さんがいますが、赤ちゃんに必要な水分や栄養は、点滴で体内に入っていますので心配いりません。

手術当日は、ほとんどの赤ちゃんが発熱します。担当医は必要に応じて解熱剤を使用します。全身麻酔をしているので、のどに分泌物がたまりやすくなっています。分泌物がたまってきたら、看護師を呼んで、吸ってもらうとよいでしょう。

手術の翌日になると、赤ちゃんも相当元気になっています。傷のためミルクを飲むのに多少時間がかかりますが、時間をかけ、十分飲ませてあげて下さい。

抜糸は、手術法、傷の治癒の状態などを考慮して、四～五日から九日で行います。手術室で抜糸をする関係上、休日などで多少遅くなることもあることを御理解下さい。抜糸までの間、赤ちゃんは、創を保護する特殊なテープの口唇プロテクター（赤ちゃんが寝がえりをしたりしても口唇を打たないための装置）やスポンジによる圧迫などをします。

お母さんによっては、うちの子にも、あの子と同じ装置をつけて下さい、という人がいますが、これも手術法、手術創の状態により担当医が決定します。

通常、手術が終わって七～十日ぐらいで退院となります。

② 退院後

退院後二～三ヵ月ごろまでは、ステロイド軟膏の塗布、特殊なテープ、レストンスポンジによる圧迫を行い瘢痕形成《はんこんけいせい》の防止につとめますが、このころになると、赤ちゃんが一日に何度もテープを取ってしまうので、家族の方は大変です。でも、このホームケアーが傷跡の状態を大きく左右します。また、必要に応じ、鼻孔、鼻孔《びこう》、鼻翼《びよく》形態を考慮して、鼻孔レティナを挿入しますが、これも同様です。鼻孔レティナの場合、圧迫する力が強すぎて赤く腫れてくるようなら、担当医に相談して下さい。

予防接種は、術後一ヵ月くらいまではさけたほうがよいでしょう。また、術後半年くらいまでは、長時間直射日光にあてると創痕《そうこん》の着色が残りやすいので、これも気をつけてあげて下さい。

(5) 顎《あご》の発育について

口唇裂《こうしんれつ》の手術による顎への影響は、おもに手術時の顎骨への侵襲と、口唇裂を閉鎖することにより、口唇圧が著しく上昇することに起因します。

現在、専門家の間では、顎骨への侵襲を少なくする手術法、手術時期など、いろいろ工夫されています。そして、手術後も定期的に顎の印象、頭部のレントゲン写真をとり、顎の劣成長が生じていないかどうかを確かめます。顎に劣

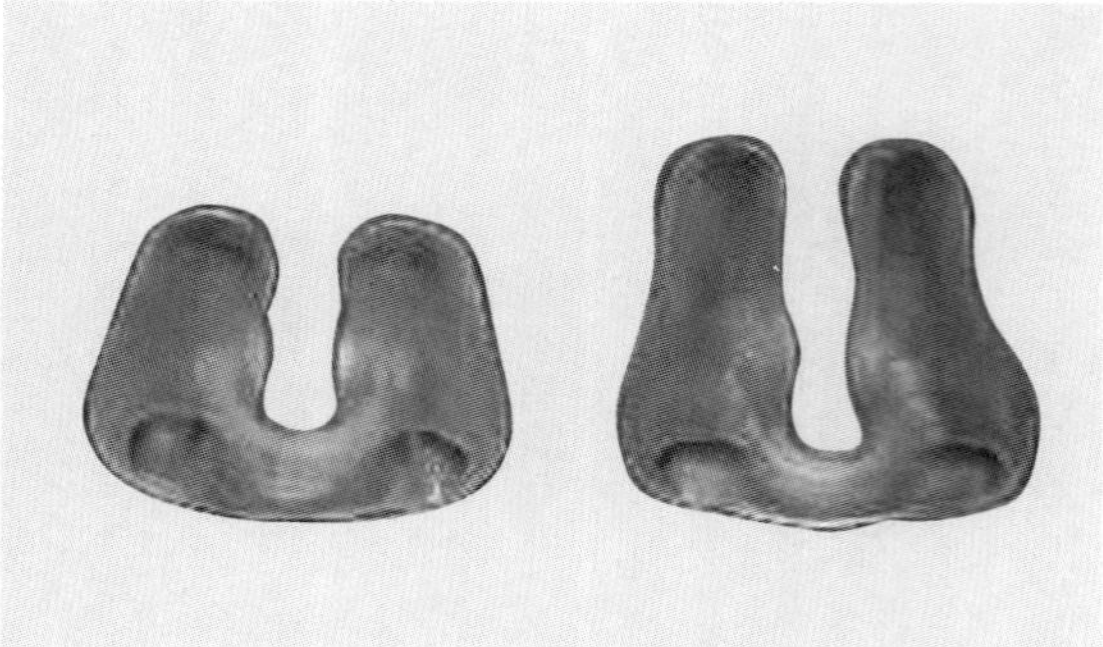

鼻孔レティナ（愛知学院大学口唇口蓋裂センター新美照幸先生提供）

成長があれば適切な時期に治療を行います。こういった意味からも定期検診が重要なわけです。

3. 口蓋裂《こうがいれつ》の手術

(1) 手術の時期

口蓋裂の手術は、日本では私達の施設も含め、多くは反語期（親の言葉を真似て反復発語する時期、通常一歳十ヵ月ごろ）の直前の一歳六ヵ月～一歳十ヵ月ごろ、体重十キログラムを目安として施行されます。

口蓋裂の手術は、家族の心理、言語の面からは早期に行うことが望ましいわけですが、顎、顔面の発育の点からは、できるだけ遅いほうが有利といえます。

このため、治療者により手術時期には差があり、アメリカの一部の施設では生後数ヵ月で手術が行われており、逆に欧州のいくつかの施設では、顎発育を考慮して、前方の硬口蓋《こうこうがい》は口蓋床《こうがいしょう》を使用して披裂の閉鎖を行い、軟口蓋《なんこうがい》の手術のみを乳児期に行い、後年(六～十歳ごろ)、硬口蓋の手術を行うという二回手術法が行われており、最近、日本でも一回手術法と二回手術法ともに多くの施設に採用されています。

言語と顎発育のどちらが重要とはいえませんが、私達の施設では、言語発達面で好結果が得ら

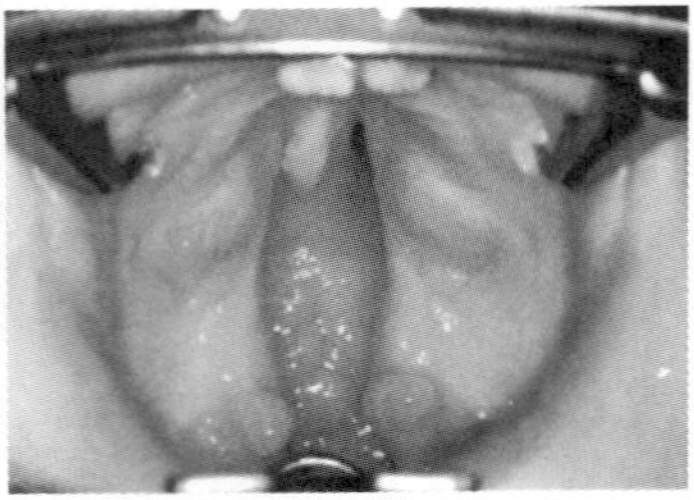
口蓋裂（手術前）

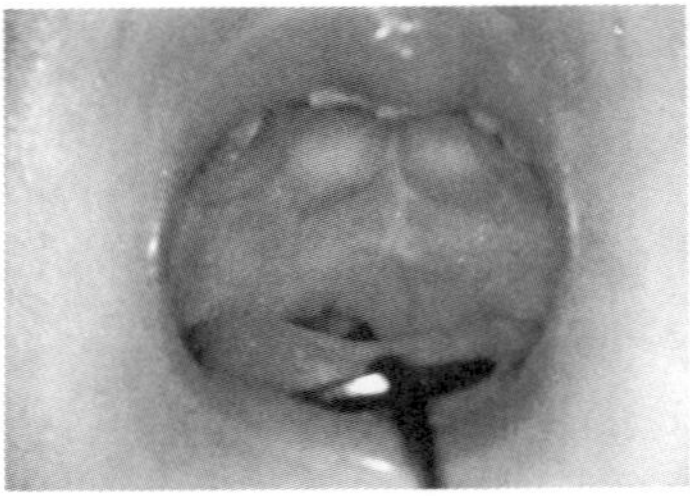
同（手術後）

れ、なおかつ、できるだけ顎の発育に影響が少ないように、体重十キログラム、一歳六ヵ月〜一歳十ヵ月ごろまで待って手術を行いますが、この時期でも顎発育障害が全くないとはいえません。このため私達の施設では、手術後には、創や顎の狭窄を防ぐための保護床を三ヵ月間装着するとともに、その後、顎の成長をチェックし、顎に劣成長が強くでていれば、その時期に矯正装置を使用し、成長を助けてやることが必要です。顎の発育管理を確実に行えば、手術時期が早いことによる障害を少なくすることができます。将来、顎の外科的矯正などで手術を行わなくてすむ可能性が高くなります。

口唇裂、口蓋裂児の数〜十数パーセントは、他に合併奇形を有しています。このような赤ちゃんは、合併症の症状に応じて手術時期を遅らせることがあります。

(2) 手術の目的

口蓋裂の手術は、単に披裂《ひれつ》をふさいであげるだけでは十分ではありません。正しく発音でき、食べ物がうまく飲み込めるような機能を獲得させてあげることが重要です。

このため口蓋裂の手術では披裂の部分を閉鎖するとともに、鼻咽腔閉鎖機能《びいんくうへいさきのう》（口と鼻の間を閉鎖する機能）を獲得するため、軟口蓋《なんこうがい》の筋肉をつなぎ合わせます。また、後方へ組織を移動させるような手術が行われます。そのため、披裂の大きな子供では、もともと少ない組織を、言語のことを考慮して後方へ移動させるので、硬口蓋《こうこうがい》前方三分の一くらいのところに組織不足による孔を生じる場合があります。しかし、この孔は、相当大きなものでも舌弁などを利用すれば閉鎖は可能なので心配はいりません。

(3) 手術のあとに気をつけること

口蓋裂《こうがいれつ》の赤ちゃんは、手術前までは披裂《ひれつ》があるために、空気を肺へ容易に吸い込むことができます。しかし、手術により披裂が閉鎖されるうえに、手術直後は手術侵襲による腫れや気道の分泌物により、術前に比べ、空気を吸い込みにくくなります。そのため、口内に分泌物がたまったら、看護師にいって、分泌物を吸引してもらいましょう。また、口唇裂の手術後の注意事項の項（二十一～二十四ページ）を参考にして下さい。

口蓋裂の術後、手術創を保護するための保護床《ほごしょう》がつけられていますが、食べ物を食べたあとは白湯を飲ませたり、うがいができる子供さんは、うがいをさせて下さい。

通常、口蓋裂の手術は吸収性の糸を使用するため、抜糸はいたしません。

また、保護床がない場合は特にですが、手術後、一ヵ月ぐらいは、創部から出血しやすく、場合によっては創の治癒を遅らせることがあるので、あられのような鋭縁のある食べ物はさけてあげて下さい。

手術後も、言語と顎発育の定期検査は必ず受けて下さい。

(4) 言語治療について

口蓋裂《こうがいれつ》の手術を行った子供さんの大部分は、正常な鼻咽腔閉鎖機能を獲得することができます。しかし、一部には開鼻声《かいびせい》（話すとき、空気が鼻にもれる音）を残す子供さんがいます。また、開鼻声がなく、正常な破裂音《はれつおん》を有する子供さんでも、歯列不正《しれつふせい》、歯列狭窄《しれつきょうさく》（歯ならびが悪いこと）に起因する口蓋《こうがい》化傾向《かけいこう》（舌尖の位置が不正でサ、タ行音などが歪むこと）の出現する子供さんもいるので、一応は、すべての子供さんが言語治療のチェックを受ける必要があります。

私達の施設では、口蓋裂手術の入院中に、口唇口蓋裂センターと共に言語治療外来部門に登録し、手術後言語治療についてのオリエンテーションを行っています。

実際に言語治療を必要とするかどうか、また、いつごろから言語治療を開始するかについては、子供さんの発達状態により異なりますが、

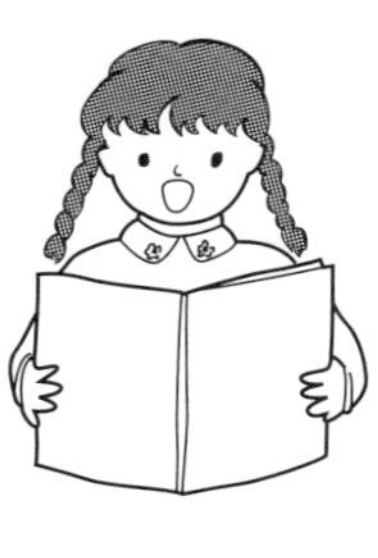

一般に、四歳ごろまでに言語治療や、再手術の必要の有無がわかる場合が多いようです。

一次手術を受けた病院に口蓋裂専門の言語聴覚士がいない場合は、他の施設で、術後、言語発達や言語障害の有無などの経過をみてもらうことになりますが、すべての言語聴覚士が、口蓋裂言語を専門としているわけではないので、担当医とよく相談し、居住地域に近い専門施設の紹介を受けるべきでしょう。また、私達の施設の言語治療外来部門では、他の施設で手術を行った子供さんの言語治療も行っており、必要があれば、最寄りの施設を紹介しています。

4. 幼児期、学童期の治療

(1) 定期検診の目的

口唇《こうしん》、口蓋裂児《こうがいれつじ》の家族にとって、幼児期、学童期は、一次手術を終了し、手術前に比べ精神的にも安定しており、一般的に、この時期には口唇、口蓋裂の治療のほとんどが終了したというような感じさえあります。

通常、定期検診にきても、顎の印象（かた）をとったり、場合によってはレントゲン写真をとるくらいで、遠くからやってきて待ち時間が長いのに、実際に診察してもらう時間はほんのすこしだけといった感じになります。このため、お父さんや、お母さんによっては、病院の定期検診も休みがちになります。

しかし、定期検診の目的は、この時期に治療を必要とする事柄が生じているかどうかをスクリーニングすることにあります。言語の異常、中耳炎、顎や歯列狭窄《しれつきょうさく》、審美上の問題など、この時期には子供さん一人、一人で治療の要否が、また、治療の開始時期が異なります。ですから、定期検診は、治療が必要な場合、最も適切な時期をのがさないために行っているのです。

(2) この時期に行われる再手術

口唇裂《こうしんれつ》は、生後三~四ヵ月ごろの口唇裂一次手術で、相当大きな効果をあげることができます。しかし、日時の経過に伴い、手術創を中心とした変形や瘢痕《はんこん》を生ずることがあります。過度の瘢痕、赤唇縁《せきしんえん》のズレなどは、子供さんの社会生活などを考慮し、就学一年前(五歳前後)に修正手術を実施することがあります。しかし、鼻の変形に対しては、人工物の挿入、鼻翼軟骨《びよくなんこつ》を含むような修正、外科的顎矯正《きょうせい》(手術により歯の咬み合わせを治すこと)などのような大がかりな手術は行いません。

これは、低年齢で修正をしても、成長に伴って歪みを生ずるうえ、再度の外科的侵襲(手術をして、生体に傷をつけること)により、劣成長を助長するためです。

口蓋裂については、生後一歳六ヵ月ごろに口蓋裂一次手術を施行したのち、二歳ごろから、ストロー吹きなどで、口蓋帆挙筋《こうがいはんきょきん》、口蓋咽頭筋《こうがいいんとうきん》など、鼻咽腔閉鎖機能《びいんくうへいさきのう》に関する筋肉の能力を高めるようなトレーニングを行いますが、一般に、口蓋裂の子供さんの約八十五パーセントは、この程度の簡単な訓練で自然に鼻咽腔閉鎖機能を獲得し、正常言語を話せるようになりますが、残りの十五パーセント程度の子供さんは呼気（いきをはくときの空気）の鼻漏出による開鼻声が出現し、言語聴覚士による言語指導が必要となります。

また、この段階で、言語の異常が歯の位置異常や、口蓋の形態異常に起因するものは、拡大床などにより対処し、さらに言語治療を継続しますが、口腔鼻腔瘻《こうくうびくうろう》(口蓋にあいている穴)、鼻咽腔閉鎖機能不全などに起因するものは、必要に応じ瘻孔閉鎖床《ろうこうへいさしょう》や、言語治療用スピーチエイドを使用し、早期に言語治療を可能にするとともに、原因を認識し、適切な時期に瘻孔閉鎖術《ろうこうへいさじゅつ》、咽頭弁《いんとうべん》形成術《けいせいじゅつ》、再口蓋形成術などの口蓋裂の二次手術を施行する場合があります。しかし、近年には pull up ward（プル アップ ワード）法など、新しい手術法の開発により、口蓋裂で二次手術を必要とする子供さんは激減していますし、スピーチエイドなど、前述の訓練用の装置により、手術をせずに言語の改善がみられる場合もあるので、安易に早期の再手術を希望せず、担当医、言語聴覚士などと十分に相談し、診査をしてもらってから再手術を行うべきでしょう。

(3) 顎裂《がくれつ》部骨移植術

歯茎（はぐき）の部分である顎裂に骨を移植して披裂《ひれつ》を閉鎖するとともに、犬歯などの萌出《ほうしゅつ》を捉し、また移植部に矯正《きょうせい》歯科治療で歯を移動させ、歯並びを良くするなどの目的で行なわれます。

移植する材料には人工のもの、他人の骨もありますが、現在は種々の理由により自分の骨を利

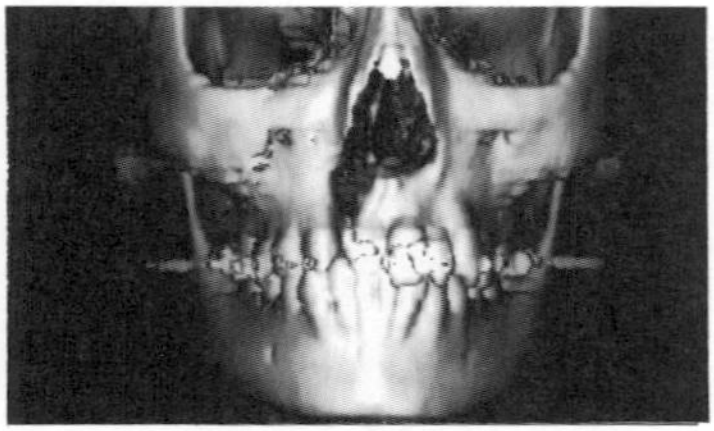

術　前
(顎裂部に骨欠損が存在する)

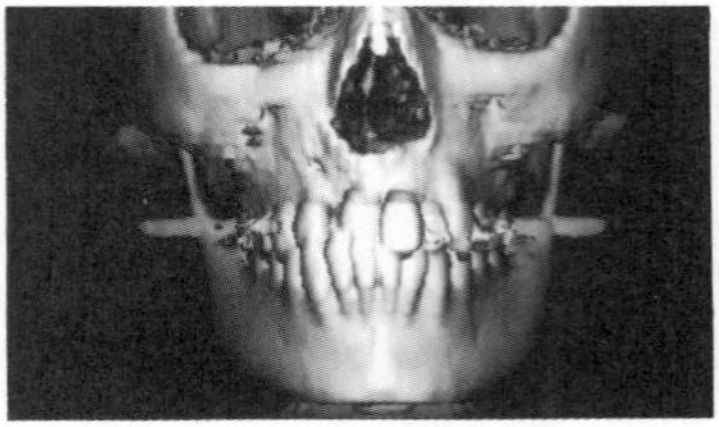

術　後
(骨欠損部が移植骨で治療されている)

用する場合が多く、腰の骨である腸骨がよく知られています。また下顎や足の頸骨なども用いられています。手術の時期は七～一二歳位に行なわれる場合が多いのですが、これ以外でも行なわれています。この治療法は現在、改良が進められていますし、病状により選択できる材料も異なりますので、担当医と十分相談をして下さい。

また、矯正歯科治療や他の手術との関連もあり、画一的な治療の時期や材料の決定は困難なので悩まれる方も多いのが現状です。セカンドオピニヨンとして特定非営利活動法人日本口唇口蓋裂《こうしんこうがいれつ》協会など、悩みの相談を受け付けるところもあります。(受付時間：月～金曜、一〇：〇〇～一六：〇〇、TEL：〇五二―七五七―四三一二)

(4)　中耳炎の検査

口蓋裂《こうがいれつ》を有する場合、中耳炎にかかりやすいことが知られています。

これは、口蓋裂のために耳管（耳と口とを結ぶ管）の口側の部分にある口蓋帆挙筋《こうがいはんきょきん》の先天的な低形成や、筋力不足など種々の原因に由来しておこると考えられています。

その割合は口蓋裂の患者さんの五割にも達するという報告もあるくらいです。ですから、かかりつけの耳鼻科医をつくり、治療のみでなく、定期的に検査をしてもらうとよいでしょう。また、聴覚検査も併せて行っておくとよいでしょう。

(5) 虫歯の予防

子供さんが赤ちゃんのとき、お父さんやお母さんは、「この子は、ちゃんと歯がはえるのでしょうか」と、よく質問されます。

通常、歯は披裂《ひれつ》の部分を除いて、他の部分の歯はちゃんとはえてきますし、披裂の部分も、成長をまち、人工の歯を入れてあげることができます。

幼児期、学童期になり、歯がちゃんとはえてくるとお父さん、お母さんは大変よろこばれますが、案外、虫歯予防の重要性については気にしていないようです。

ところが、虫歯の予防は、口唇《こうしん》、口蓋裂《こうがいれつ》の子供さんには大変重要なのです。前にもお話したように、歯のはえる位置が異常であると、言葉に悪い影響を与える場合があり、また、食べかすがつきやすく、歯をみがいても汚れがとれにくいため、虫歯になりやすい状態といえます。

定期検診で、言葉に悪い影響があるようなら、幼児期でも、矯正《きょうせい》歯科治療で歯を動かしてあげることは可能ですから、その点については心配ありませんが、このとき虫歯の予防がしてないと、口の中は虫歯だらけで、歯を動かす装置を入れることができないといったことにもなりかねません。

特に、将来、矯正歯科治療を行う場合、装置を入れていると口腔内が汚れやすい状態になりますので、歯みがきの習慣を小さいときからつけておくことが大切です。

一般に、自分で髪を洗うことができる年齢までは、歯みがきをしても一人では完全に歯の汚れをとることはできないといわれています。歯みがきを子供さんだけにまかせるのではなく、みがき終わったら、お父さん、お母さんが必ずみがき残しがないかどうかを見てあげて下さい。

また、取りはずしができる装置を入れている子供さんの場合、食後は必ず装置をはずして歯をみがき、装置も水洗いするようにしてあげて下さい。

子供にあった歯みがきの方法について知りたい場合、また、虫歯予防のためのフッ素塗布を希望する場合は、担当医に申し出て、口腔衛生科や小児歯科を紹介してもらうとよいでしょう。また、お母さんがおやつを与えるうえで、虫歯になりやすい食品とそうでない食品などについても勉強しておくとよいでしょう。

(6) 矯正歯科治療《きようせいしかちりよう》

最近では、矯正歯科治療は著しく進歩しており、口唇《こうしん》、口蓋裂《こうがいれつ》で歯ならびに異常があっても、適切な時期に専門医へ受診すれば歯列は相当改善されます。

矯正歯科治療の開始時期には子供さんによって差があり、上顎の劣成長が著しい場合や、口蓋の形態や歯の位置異常が言語に悪い影響を与えている場合などには、幼児期（乳歯列期）から矯正歯科治療を行う場合があります。しかし、一般には、十二歳前後から矯正歯科治療を開始することが多いようです。

いずれにしろ、矯正歯科治療の開始時期は、矯正歯科専門医、口腔外科医、言語聴覚士などと相談のうえ決定されますので、口唇裂、口蓋裂の子供さんは、何歳から何歳までと矯正治療時期を規定することはできません。

また、現在では、口唇裂、口蓋裂に起因した矯正歯科治療については保険が適用され、育成医療の指定機関も増えてきています。矯正歯科治療は長期間にわたって行われます。ですから、治療を開始する前に通院の便、育成医療指定の有無や、保険で治療できるかなど、担当医とよく相談して下さい。

(7) 幼稚園、学校の先生に相談しておくこと

子供さんの病気について、幼稚園や学校の先生に話をしていないお父さん、お母さんが案外多いようです。

このため、子供さんは、学校で先生に給食のとき、食べるのが遅いとか、国語の朗読のときははっきり読めないと注意される場合があるようです。子供さんによっては、家に帰ってこのことに

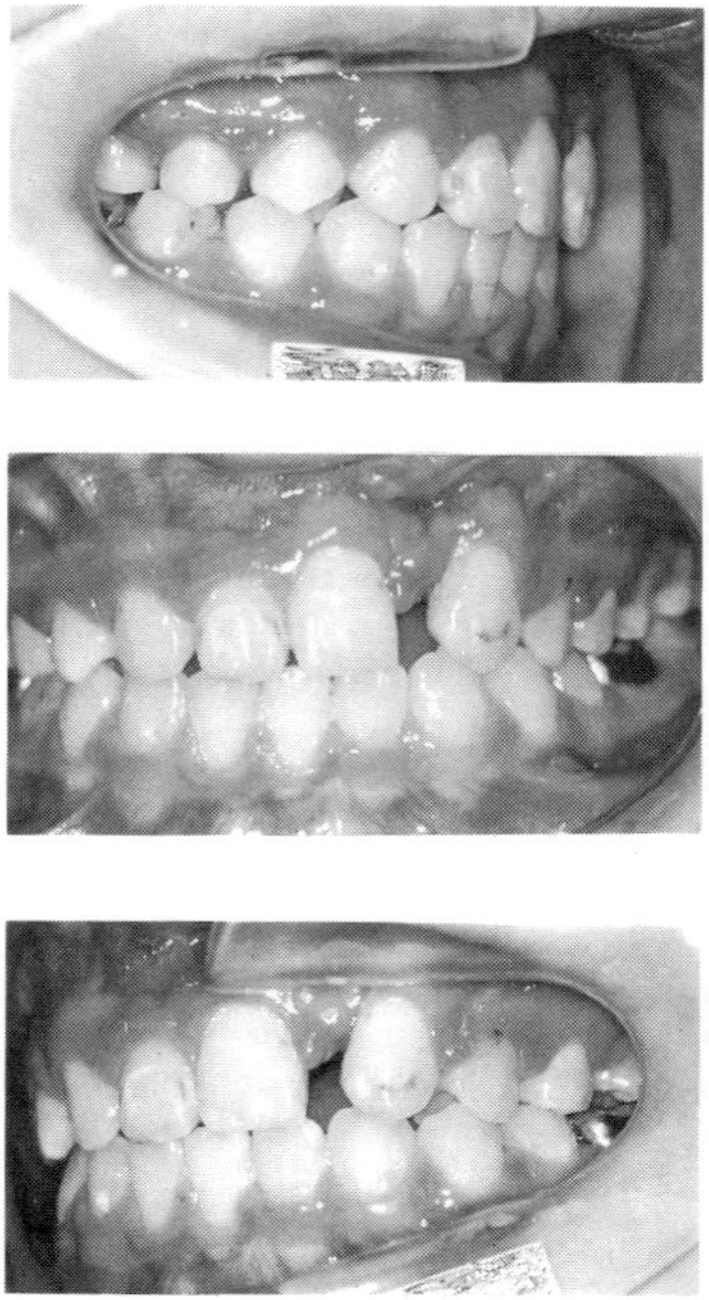

同治療後

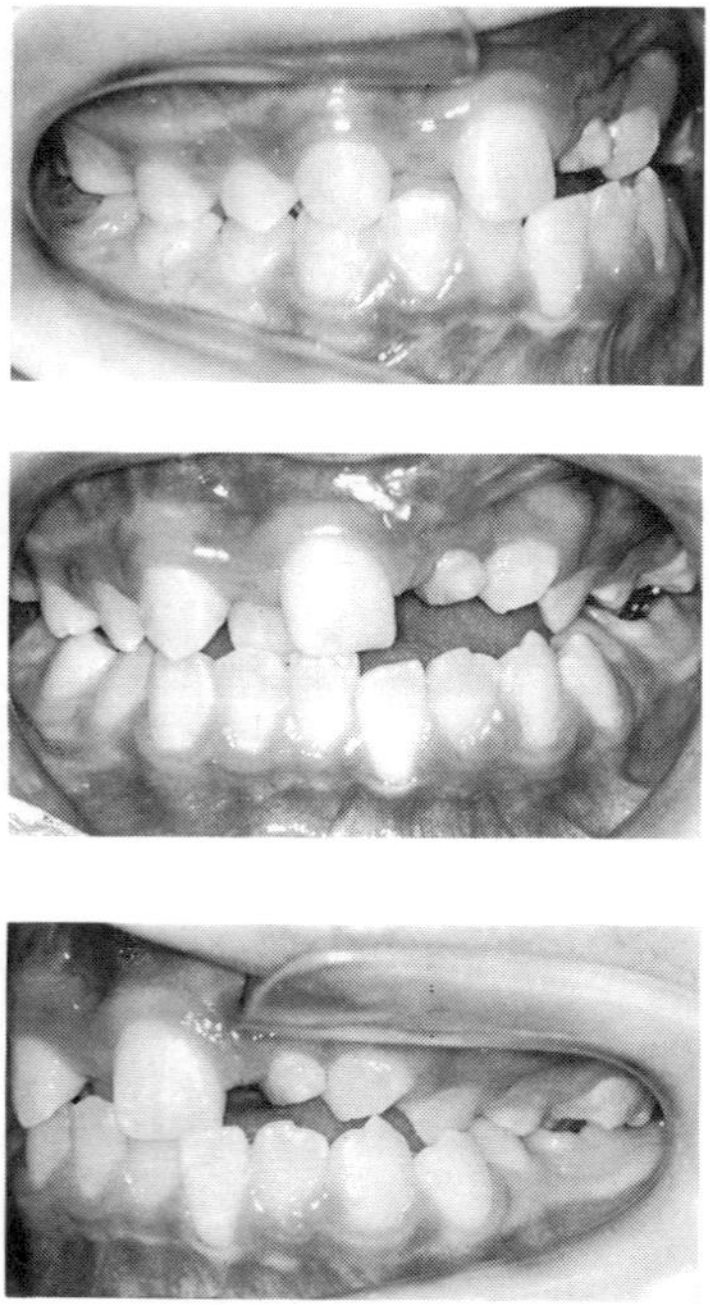

矯正歯科治療前

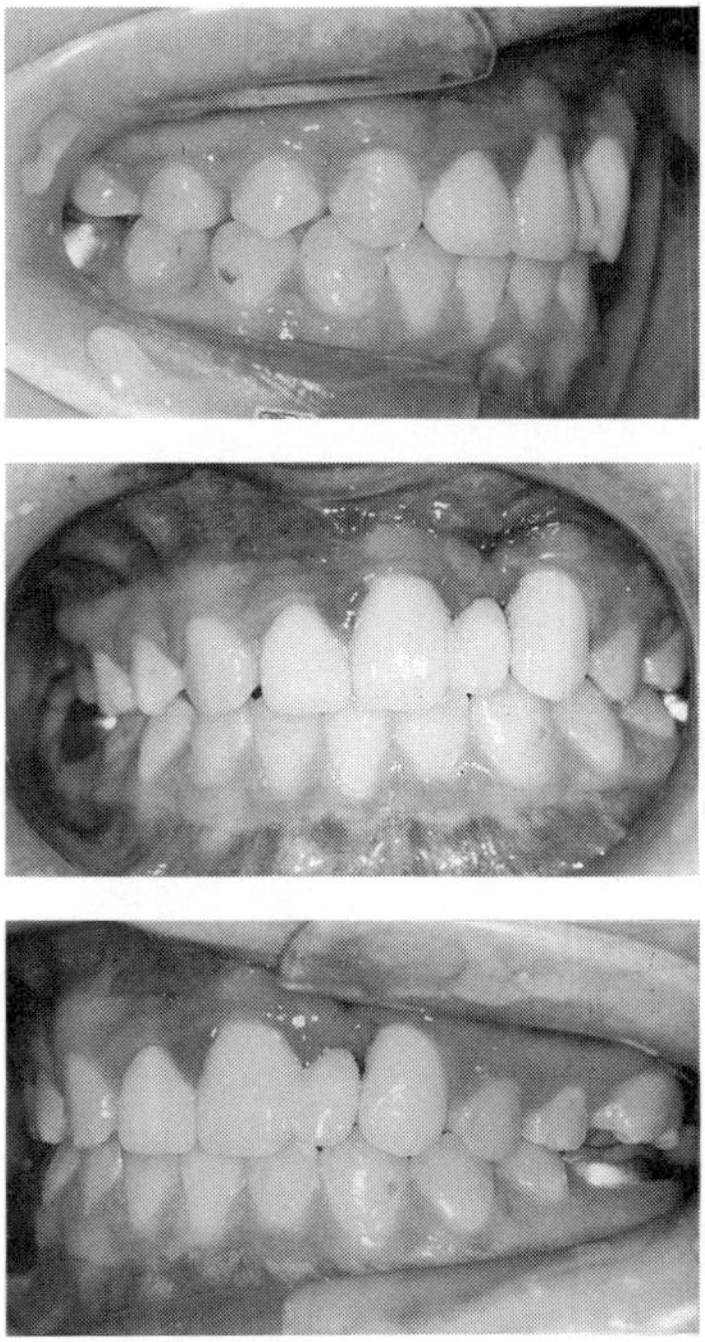

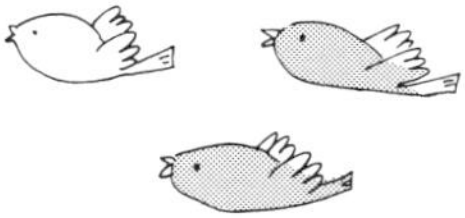

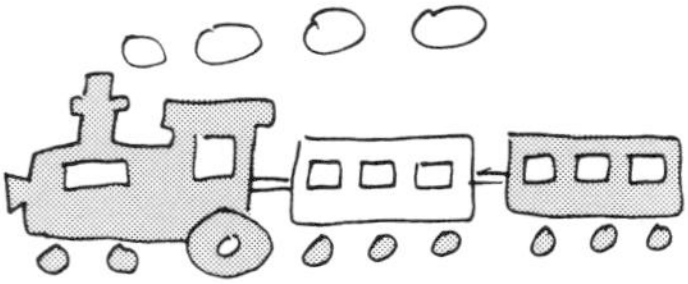

補綴歯科治療後．欠如している前歯を補う（愛知学院大学歯学部矯正学教室より）

ついて親に話をしないことがあるので、親が知らないうちにそんなことが重なって、だんだん幼稚園や学校へ行くのがいやになってしまうといった例もあるようです。

進級などでクラスがかわったら、そのつど担当して下さる先生に、病気のことを話しておきましょう。特定非営利活動法人日本口唇口蓋裂《こうしんこうがいれつ》協会では、多くご両親の要望を受け、幼稚園や小学校の先生に説明する際に渡すことができるような小冊子を用意しています（問い合わせ先は巻末を参照のこと）。

5. 思春期、青年期の治療

(1) 思春期、青年期の治療

思春期、青年期では、長期間にわたる口唇、口蓋裂の治療の終末処置として、口唇鼻翼《こうしんびよく》の修正手術が行われる場合があります。

過度の瘢痕《はんこん》や赤唇縁《せきしんえん》のズレなどは、低年齢で修正手術が実施される場合が多いのですが、鼻変形に対しては、思春期、青年期まで待って行われます。

この理由は、学童期に鼻変形の修正を行っても、修正直後は鼻の外形は良好となりますが、成長とともに再度扁平化を生じ、鼻孔《びこう》の左右非対称を生じてくるうえに、手術侵襲により劣成長を助長するためです。

そのため、鼻変形は、成長が完了するのを待って行われます。成長が完了したこの時期では、形をよくするため人工物を挿入したり、体の他の部の組織を移植する場合もあります。

また、この年齢では、完全両側口唇裂などの患者さんで上唇の組織量が不足している場合は、下口唇部の組織を有茎移植する手術が行われる場合もあります。

(2) 顎、顔面の変形に対する外科的矯正歯科《きょうせいしか》治療

最近では、口唇裂《こうしんれつ》、口蓋裂《こうがいれつ》の術後も定期検診で顎発育、咬合（咬《か》み合わせ）などの診査を行い、必要に応じ治療を行っているので、昔に比べ、手術により上顎骨や下顎骨を移動させるような場合は少なくなっており、また、移動の量も少なくなってきています。

しかし、顎の劣成長の著しい場合や、口唇裂や口蓋裂の術後に顎発育や咬合のチェックが行われていないことに起因する顎、顔面の変形に対する処置は、顎骨の成長が完了してから行われます。

私達の施設では、Le Fort（ル・フォー）I型骨切り術による上顎骨の前方移動や、下顎骨の骨切り術による下顎の後方移動が行われます。場合によっては、両者の併用を行う場合もあります。また、最近では骨を延長する技術の進歩により、顎に装置を付けて延長する方法もあります。各々の利点と欠点については、担当の先生に十分説明を受けるとよいでしょう。

この時期では、矯正歯科治療によって歯槽弓《しそうきゅう》を拡大した後、インプラントの植立を目的として、顎裂《がくれつ》部への骨移植を行う場合もあります。

(3)　補綴《ほてつ》歯科処置

補綴とは、耳なれない言葉です。わかりやすくいうと、入れ歯、義顎《ぎがく》、インプラントなど、歯や顎などの欠損を人工物で補ってあげる処置のことをいいます。これを専門的に行っているのが歯科大学などの附属病院にある補綴科です。

披裂《ひれつ》の部分の欠損している歯や歯ぐきを人工的につくったり、また、場合によっては、歯ならびが悪い歯の頭の部分を削って、歯の根の部分を利用して、差し歯をつくり歯ならびを治したりします。

現在の問題点としては、補綴歯科の一部の治療で保険が適用できない処置があることです。国が、早期に保険治療を認めてくれるよう、はたらきかけていきたいものです。

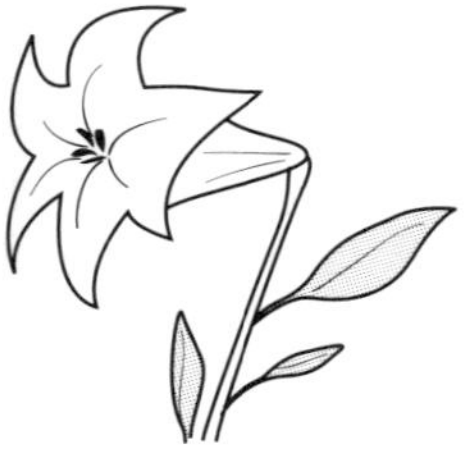

III

たんぽぽ会（口唇《こうしん》口蓋裂《こうがいれつ》を考える会）からの声

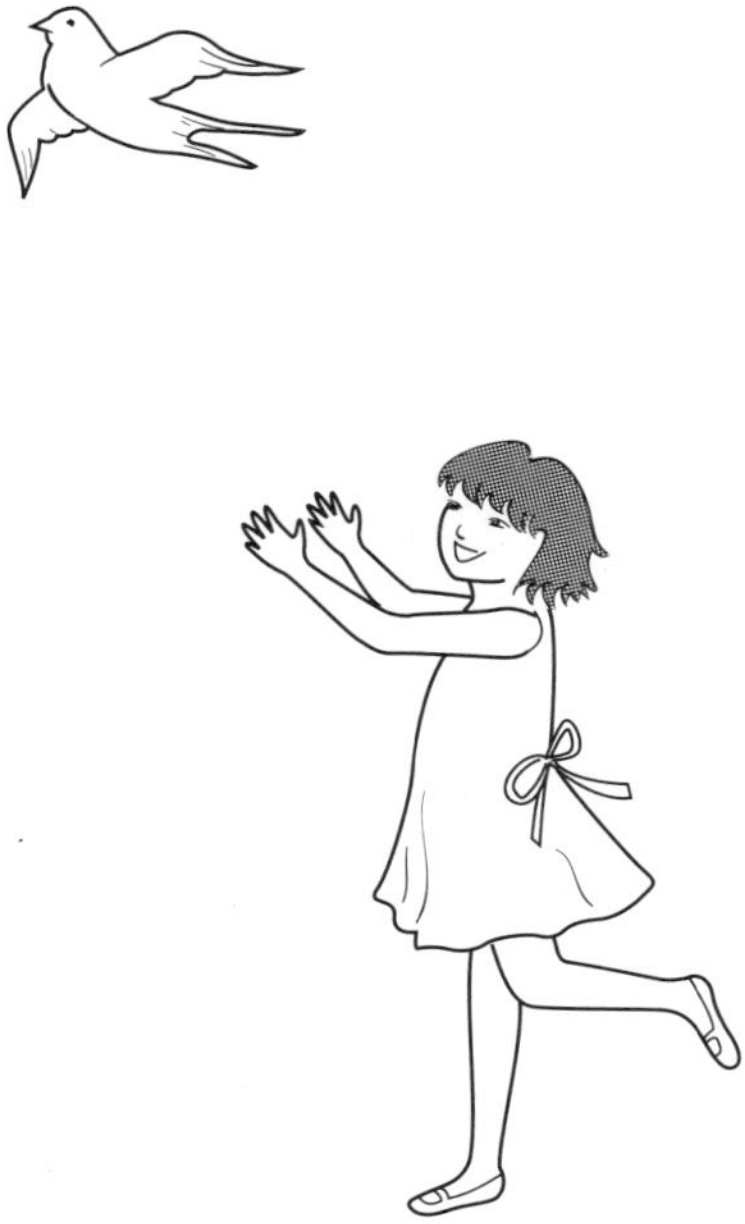

1. 新しいお母さんへのメッセージ

かけがえのないわが子のために

想像もしていなかった口唇、口蓋裂の赤ちゃんを胸に抱いて、驚きと失望、不安の中から早く立ちなおり、前向きの姿勢でこの病気を理解し、育児に励んで下さい。進んだ医学の力で、大変よくなります。医学的なことは、専門の先生方におまかせすることにして、お母さんは、何よりも、明るく活発な子供に育ててやることだと思います。

口唇の手術を受けるまでは、外に出すことをためらいがちですが、手術後は、どんどん外へ出て行くことです。そして、お母さんは明るい態度でいろいろな人の中につれていってやって下さい。最初は他の人の目が気になりますが、すべてをさらけだすと、案外なんでもなくなります。人に何かいわれないか、変な目で見られないかという不安もありますが、「案ずるより産むが易し」で、私の場合は、いやな思いをすることはありませんでした。

幼児期、近所の子供たちといっしょに、どんどん遊ばせてやりました。いま、わが子は幼稚園へ行っていますが、友達も本人もこの病気について知らないのか、傷跡を気にすることなく元気に過ごしています。

家庭では、友達が遊びに来るのを歓迎して、いつも数人集まって楽しくやっています。今後、もっと大きく成長して、口唇の傷跡に疑問を持つときがきたら、本人が理解できるように話してやりたいと思っています。性格の明るい、困難に打ち勝っていける強い気持ちを育ててやりたいと思っています。

次に、気をつけていることは、虫歯をつくらないということで、一日三回の歯みがきに心しています。幼稚園でのお昼の歯みがきは不徹底になりがちで保母さんに、この件は特にお願いしていますが、いまいちというところです。せめて、夜だけは、しっかり歯みがきをするよう心掛けています。そして、三ヵ月に一度小児歯科の管理コースに入り、定期検診を受けています。虫歯になってからでは、遅い、その前に注意をしていきたいと思っています。その次は、中耳炎になりやすいということで、一ヵ月に一度ぐらいの割合で耳鼻科へ行って鼓膜の状態をみてもらっています。

わが子は、生後六ヵ月ぐらいから口蓋の手術を受けるまで一年ほどの間、中耳炎に悩まされました。障害は、これだけでたくさん。耳の聞こえない子にしてはいけないという思いで、必死で通院したものでした。大病院でしたが、病院の方々とすっかり顔見知りになるぐらいでした。

口蓋手術以後は、耳のほうは風邪をひかないかぎり、中耳炎はよくなりましたが、鼓膜の中に水が知らない間にたまり、難聴になることがあるということを知り、いまでは、一ヵ月に一回くらいの割で、ずっと通院しています。そのため、数えきれないほど切開して、難聴を心配したのですが、聴力検査の結果は、大変よいもので喜んでいます。

これから、わが子の将来に、どんな困難が待っているか、どんな心配が生まれてくるかわかりません。でも、それに負けず、親はたえず子供のよき理解者、相談者になってともに進んでいきたいと思っています。まだまだ長い矯正《きょうせい》歯科治療が待っていますが、一つの仕事として進んでいこうと思っています。

傷跡が目立たなくなっても、引っ込み思案や陰気な人間にならないよう心掛けたいものです。明るい性格形成は、医師ではなく、家庭で行うものです。

私は縁あっていま、障害児学級で子供達を教えています。そこには、自閉症、ダウン症、精薄など、いろいろな障害児がいます。口唇、口蓋裂の子供は障害児教室には入れません。知能が劣っているわけでも、運動能力が劣るわけでもありません。ただ、少々傷跡が気になる程度です。障害であって障害でないと私は思っています。長い期間はかかるけど、すこしずつ治るのです。

世の中には、現代医学では治らない障害児が、いっぱいいるのです。口唇、口蓋裂児よりももっと数多く。このような口唇、口蓋裂のわが子が生まれたのも何かの悪戯と割り切り、前進していってもらいたいと思います。悩んだり疑問に思ったことは、たんぽぽ会の先輩に相談したり、講演会にどんどん出席して、なんでも尋ねて不安をなくすことだと思います。

そして、私の場合は、入院のとき、同室だった同年齢の子供を持ったお母さんと仲よくして、他の人にわかってもらえない悩みや治療の状況を話し合ったりしています。そうすると、悩んでいるのは私だけではないと思い、くじけることなくやってこれました。

新しいお母さん、悩まず、前向きにどんどん前進し、子供のために明るい明日を築いてあげて下さい。

愛情豊かに育てたい

結婚四年目に、初めて与えられた子は、口唇、口蓋裂の男の子でした。子供の誕生を心から喜べないことは、悲しいことです。

出産後、親威の人や近所の人がお祝いにと、家に来てくれました。何も隠さず、何もためらわず、見せてあげました。私の周りの人は、みんな知っています。私は、毎日、散歩に出かけます。知らない人が聞きます。私は、「この子は、口唇、口蓋裂です」と、はっきり答えます。何も隠す必要はありませんし、恥じる必要もありません。神から与えられた尊い命、人から見れば、不完全かも知れませんが、神から見れば、完成された人間なのですから、また、この子は、特別の目的を持って生まれて来たのでしょう。

苦労は買ってでもしろ……というように、この子を持って、多くのことを体験し、多くの人との出会いがあり、その中で自分も成長していくんじゃないでしょうか。

聖書の中に、盲人の人に対して、神は、本人が罪を犯したのでもなく、その両親が犯したので

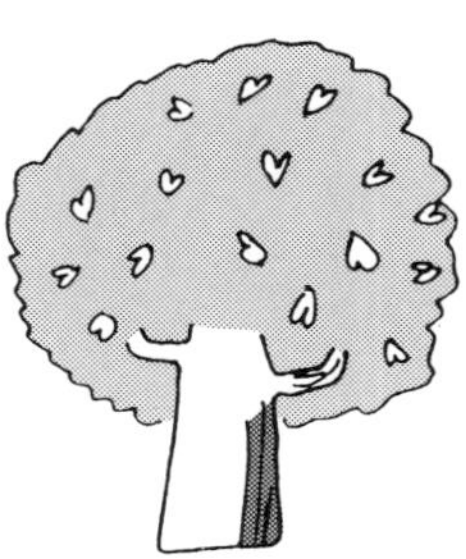

もない、ただの神のみわざが、彼のうえに現れるためであると書かれています。また、他の箇所には、この病気は死ぬほどのものではない。それは、神の栄光を受けるものである……と書かれてあります。

このことを通じ、私は、この子に感謝します。

生まれたときは、びっくりしましたが、いまはわが子の誕生を心から喜んでいます。

私は、わが子を障害児、またかわいそうだとか、そのように思いたくありません。普通の子と変わらず、いやむしろ、普通の子以上に明るく、心たくましく育てと願うばかりです。

私は、この子を必要以上に甘やかさず、また厳しくならず、愛情豊かに育ててあげたいと思っています。

兄弟について

娘も十歳になり、十年の間に弟が二人できました。幸い二人とも健康で生まれ、ホッとしていますが、娘に「みんなお鼻がきれいでいいな。家族の中で私だけ……」といわれるたびに、胸が痛みます。娘が生まれた直後、暗くのしかかるおもいをかかえながら、手術の日を待ち、小さい

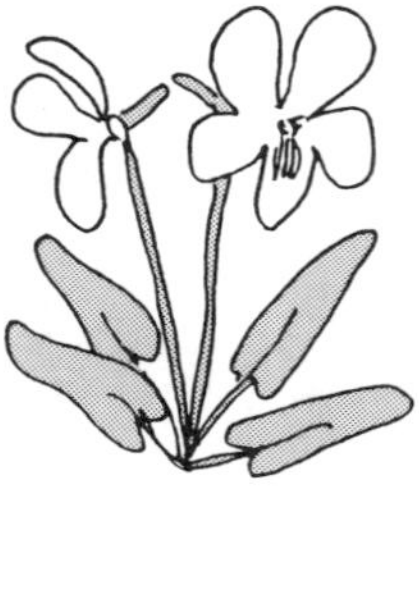

ながら必死に生きようとする娘の姿に励まされてきました。娘には、生まれながらのものだということを話してあります。

病院へ行ったとき、同じ赤ちゃんを見ることができ、「貴女も同じだったのよ。でも、赤ちゃんも、貴女と同じようにきれいになるのよ」と話すことができ、娘なりに理解をしてくれていると思っています。ただ、低学年のうちは、母親が、カバーできることはしてもよいと思いますが、年齢が大きくなるとそんなわけにはいきません。そこが、親として一番、辛いところです。

でも、何かあったとき、心の支えになれるよう、小さいときから子供とのコミュニケーションをとるよう心掛けたいですね。それに、弟二人には、(すこし年齢は離れていますが)姉を大切にするよう、親がいなくなったあとも、何かにつけ、力になってくれるように、育てたいと思っています。

最後に、兄弟を望んでいる方へ、妊娠してからだけでなく、欲しいと思ったときから、いっさいの薬をやめ、食べ物もかたよらず、バランスよく、できることなら、自然の物を食べるよう、心掛けたほうがよいと思います。歯の治療をしている間も、妊娠には気をつけて下さい。出産したあと、「あのときの○○をやめていれば」というような、後悔だけはしないように努力し、それでも、生まれたら、仕方ないと思って下さい。生まれるまで、不安で押しつぶされそうになるときもありますが、どんな子でも、産んでよかったと思えるのではないでしょうか。

手をとりあって

私の子供、友理は口唇、口蓋裂児です。両側性完全口唇、口蓋裂、こんな病名があることも、口腔外科も知りませんでした。三十九歳で妊娠し、中毒症、羊水過多症、前置胎ばん……「あなたは、すこしクセが悪いから！」

こんな診断を産婦人科の先生から受け、妊娠後期の昭和六十年九月十五日に入院し、その間二回も自宅に帰してもらったりしながら、六十年十月三十日になんとか無事出産し、お口の切れた女の子が生まれました。

新生児センターに預けられたわが子に、一週間目にして対面した折のあの驚きと悲しみ、ぶるぶる震え、主人にさとされてわが子を抱いたときは、涙がぼろぼろ流れました。それでも、胸に抱くわが子をいとおしく思い、こんな醜い顔でも、私の生命をかけて産んだ子供。先生や看護師さんの温かい指示で、一生懸命ミルクを飲ませました。

この子は、二日目には、くだを取って、ミルクを看護師さんからもらっていました。おかげで、私は、毎日病院に通って世話ができるようになり、一ヵ月後には、退院し家に連れて帰りました。

長女十三歳、長男八歳、この子達が、妹を見てどんなに驚くだろうと思うと、とても不安でし

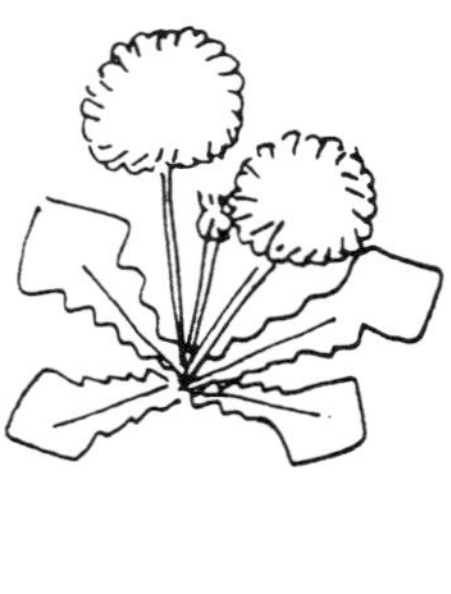

たが、心配したことはなく、赤ちゃんを喜んで抱いてくれて、私達を温かく迎えてくれました。お友達、知人の励ましを受け、私はこの子を隠すこともなく、恥じることもなく、育児に頑張りました。

昭和六十一年四月第一回目の手術、七月二回目の手術、口がふさがりました。六十二年二月三回目の口蓋の手術をしていただきましたが、退院して一ヵ月目にお風呂で転んだ折に口をぶつけてしまい、閉じたところが開いてしまいました。また、子供の成長に伴って、将来のことも考え、病院を愛知学院大学に移りました。

昭和六十二年九月四回目、唇の修正と口蓋の手術。入院するたびに同じようなお子さんに会いました。初めてのお母さんは、とても無口で暗くあまり赤ちゃんを外にも出していないように感じられました。口が切れていても普通の子供と同じように、のびのび育てて欲しいです。お母さんや、家族があまり「この子はかわいそう」なんて思わないで下さい。世の中には、もっともっとかわいそうな人が一杯いるのだから。

日本の医学は、手術や治療も昔と違い進歩し、この恩恵を受けられて本当にわが子は、とても幸わせな子です。

私は、たんぽぽ会を知りいろいろと治療のこともわかり、この会で活動して下さる先輩の皆様に、また先生方にとても感謝しています。

治療にあたっては一歩一歩、歩んでいきたいと思っているので、皆様も頑張って下さいね。

美しい心との出会い

「オギャー」生まれてきた第一声、あの日のことが昨日のように感じられます。子供ももう三歳七ヵ月になりました。私は素直に産んでよかった、生まれてきてくれてよかったと思います。この子が世の中に誕生してから、いままであたりまえのように感じていたことが喜びと感じたり、人の心がこんなに素晴らしいものだと再確認したり、いままでなぜ気づかなかったのかなと考えさせられることがあります。

健康の素晴らしさ、笑顔の素晴らしさ、考え方一つで何事でも素晴らしく楽しく感じることができるのです。幸せは向こう側からやって来ません。自分から追うのです。幸せは逃げません。そこまで進むのです。一歩一歩個人差はありますが着実に進むのです。

誰にでも目を閉じればいろいろなことがあったと思います。それがあったから次へ進めるのです。人間らしさも一段と高まるのです。失敗があって成功があるように、悲しみがあって喜びがあるのです。

あなたも、私もすぐそこまで来ています。泣いていないで、「さあ」いっしょに歌いましょう。

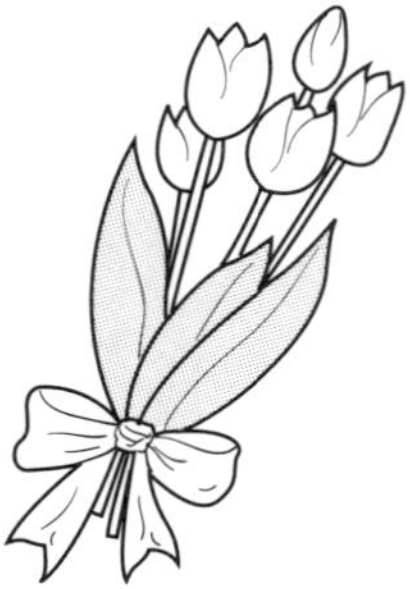

私の家族は四人家族です。二人とも男の子でとし子です。二人で保育園へ通っています。お父さんも子供も頑張っているので私も頑張ります。九時〜三時半まで仕事をしています。何かに熱中して下さい。自分を見失わないで下さい。私は育児と仕事に燃えています。もちろん主人のことも。

「考え込まないで」、忙しい毎日のほうが、生活も輝きが出ます。うしろは振り向かないで、前進あるのみ、今日一日ありがとう、明日一日よろしくお願いします。

そんな楽しい明るい毎日が大好きです。口唇、口蓋裂児の場合は一つの科だけではなく、いくつかの科の協力、コンタクトにより治していきます。治るんです。一日一日治るんです。そう考えてみてはいかがでしょうか？

あなたも私も手をつないで涙をふいて、いっしょに進みましょう。素直な気持ちで見つめて下さい。きっと、自分の子供に対していままで以上に素晴らしい気持ちで接することができることでしょう。本当の意味で人のことを考えられる人間になりたい。また、子供にもそう教えていくことでしょう。子供のことがあって、本当の美しい心との出会いに、私は心から感謝しています。「ありがとう」、「ごめんなさい」の言葉が人の心の原点じゃないでしょうか。同じ病気で悩んでいらっしゃる方々、自分の心の中に眠っている本当の美しい心と出会ってみて下さい。物の考え方が、ずいぶん違ってきます。なんにでも感謝できます。

最後に、私の子供は十一月二回目の口蓋裂の手術があります。親としてできる限りの力を出して頑張って、手術を受けたいと思っています。ありがとうございました。皆様も頑張って進んでいかれることを期待して、ペンを置かせていただきます。

希望をもって

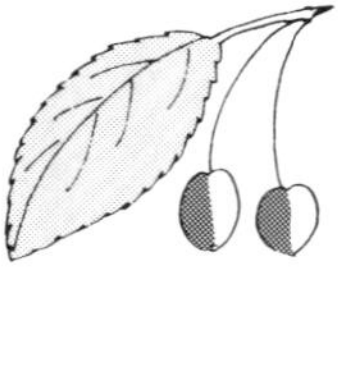

私は主人と結婚して九年になります。結婚するときは、周囲の反対もすごくありましたが、優しく、まじめな人柄にひかれて結婚しました。私は二歳のときに小児マヒにかかり、言語障害があり、不自由です。主人も口唇、口蓋裂です。私の結婚決意の最大の理由は、同じ痛みをわかちあえると思ったからです。もし、子供が同じ病気になったら、という不安もありましたが、二人で協力しようということでした。

やはり、長男穣も同じ口唇、口蓋裂でした。覚悟はしていたものの、新生児室にわが子だけが、奥に寝かせられていたのが辛くてふとんの中で泣きました。しかし、私も両親にしてもらったことを、今度は主人と二人でしてあげようと思い直しました。

主人とよく幼いころのことを話します。昔はあまりよい治療がなく、最終的に手術をしていただいたのが会社に入ってからのようです。小学生のころはよくけんかもしたそうですが、なかには理解してくれる友人が必ずいたといいます。

私もよくいじめられましたが、家庭の中が温かく学校であったことはなんでも母にいっていました。そのたびに母は「歯をくいしばって頑張ろう」といって励ましてくれました。その母も私が十六歳のときに亡くなりました。

穣の一度目の手術のときは完全看護で病院に任せきりでしたが、二度目の手術のときはずっとそばについていることができました。私の小さいころも両親に苦労をかけた思いと、「穣！ごめんね。母さんも頑張るからね。穣も頑張ろうね」という思いが二重になって涙があとからあとから出てきたのが忘れられません。二度目の手術も主人と二人で乗り越えました。

穣はいま二年生です。ランドセルを置いて、また、友達と遊びにいく毎日です。たまに目を赤くして帰ってきます。「どうしたの」と私が聞くと、「なんでもないよ」というだけで、喧嘩したことやいじめのことは全くいいません。

穣が辛い思いをしたときは何もいわなくても温かく見守ってやりたいと思います。何も障害のない人よりもやはり私は、使命を持って生まれてきたような気がします。いろいろなことが私の人生の中にあって、人を羨んだこともありました。でも、いまは「自分に負けたくない」と思います。

医学がすごく発達した現在、私達口唇、口蓋裂の親や患者にとっては、明るい希望が生まれてきました。でも、精神的には、いろいろな問題が残っています。一つ一つたんぽぽ会の皆様と勉強していきたいと思います。

最後に、私は不自由だけれど、皆様は手も足も健全です。希望をもって、自信をもっていいと思います。お互いに頑張りましょう。

一つの提言

子供が生まれたとき、三日三晩、病院のベッドで泣いたものと思います（私もそうでした）。この子を捨ててしまいたいと思い、それもできず、無我夢中で育てました。いま、思えば、ミルクをうまく飲めず、間が持てず……育児に時間ばかりかかりました。他の子と比較のできることでもないと思います。

いまはなくてはならない大事な宝です。紹介された先生を信頼し、今日まできました。近くの病院のほうが通うのに便利でよいと思います（子供が小さいから負担にならないように）。家庭の中が暗くならないように。親の性格が変わるものではありませんが、あえて、明るく……物事はよくとるように。よくとればよく回ってくるものです。

いろいろと心配はつきものです。

普通の子と同じように、育てたほうがよいと思います。私もそうしています。

個人的ですが、思ったより順調で健康で感謝をしています。

小学校の一年生なので遠い将来のことはわかりませんが、幼稚園で習うピアニカは楽に吹けたと思います。

先輩（五、六年生を持つ親御さん）の話でも学校の先生から、トランペットはダメ……だといわれましたが、あきらめず、練習しだいで吹けるそうです。頑張ろう親も……。なんでも挑戦し、努力を惜しまず……。最後の最後まであきらめず……。その結果なんとかなるよ。すべてに順調で、特別いじめもないので、わからないですが……。わかっていることは前もって担任の先生に連絡をしておくこと。

わかっていても口に出していわず、ご近所の皆様の優しさ親切に感謝をしています。

生まれたばかりの子供さんを持つお母さんに。

あなただけではありません。先輩も大勢います。みんな、明るく元気に前向きに生きています。先のことは不安ですが、先生を信頼し、親の会で勉強をし、不安を取り除いていきましょう。困ったことは先輩、先生に相談をし、ご指導を受けましょう。たんぽぽ会もぜひ見学をし、入会下さいますよう……。そういった親の会のパンフレットを、口唇、口蓋裂として生まれた子のお母さんにかぎり、出産施設で渡すことはできないでしょうか。

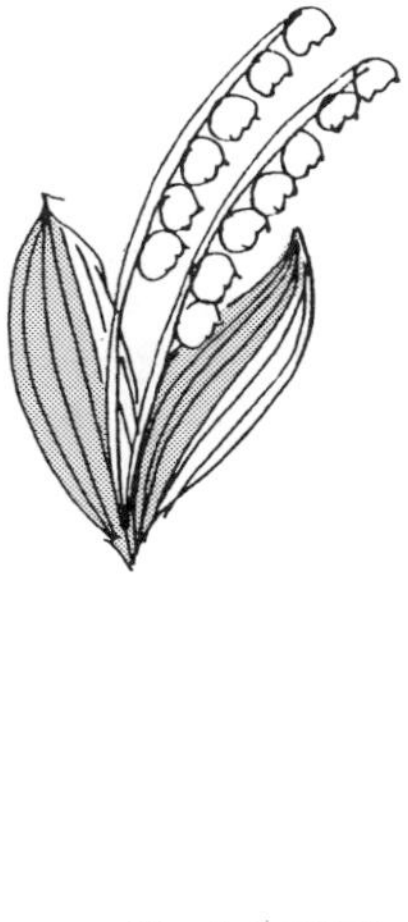

2. わが子の成長をみつめて、いま、私が振り返って思うこと

生まれてきて、よかった

いま、私の長男は小学一年生です。元気に小学校へ通っています。長男が生まれたとき、私は本当にショックでした。一週間の入院中、泣きながら新生児室を出たり入ったり……かわいそうなのと自分が産んでしまったのだという恐ろしさで足のすくむ思いでした。死のうと思いつめたことさえあります。でも、それからというもの、無我夢中で暮らしてきました。

いろいろなことがありました。若い私達を叱咤激励し、いっしょに泣いたり笑ったりしてくれた私の両親も、二人ともわずか二年の間に亡くなってしまいました。この子の成長を案じながら……。

それは、長男が五ヵ月のとき、第一回の手術の最中のことでした。父の魂が長男に乗り移ろうとしているかのように、父は帰らぬ人となってしまいました。その後、一年半、二度目の口蓋裂《こうがいれつ》の手術をしたり、腕輪をはめられたり、物を口へもっていくことを嫌がったり、ラッパがふけなかったりと悪戦苦闘の日々が続いておりましたが、私の母もまた、病院を出たり入ったりしておりまして、長男が二歳になったある日、とうとう亡くなってしまいました。

あれから五年、いまはもう次の子にも恵まれ、楽しい平和な毎日が続いております。次の子を産むときにも随分悩みまして、九十五パーセント長男と同じ口唇《こうしん》、口蓋裂を覚悟しての出産でした。もし生まれても兄弟仲良く慰め合って成長していってくれるだろうと思っていました。でも！結果は正常な女の子でした。なんだか嬉しいような気がぬけたような一瞬でした。

健康な妹を見るにつけ、長男のときと比較しないわけにはいきませんでした。「長男のときは、長男のときは」と連発するたびに、私の精神状態も全く違っていることに驚かされるのです。知らず知らずのうちにすべてを悲観的にとっていた長男の乳幼児期と違って、いまは楽しくて仕方ないのです。「三つ子の魂百までも」といいますが、人間形成される三歳までのこの大事なときに、こんな気持ちで育てられたらどんなによかったろうかと思います。

また、妹のほうは、母乳のみで育てましたが、長男のほうは母乳は無理なのでミルクでした。ついこの間、病院で口唇、口蓋裂児でも母乳哺育は可能だといわれました。一口に口唇、口蓋裂児といってもいろいろあって、ケースバイケースなのでしょうが、もし、おっぱいを吸わせることができたとしたら、傷口も直りが早かったでしょうし、親子のスキンシップもとれ、情緒も安定しただろうと思います。諦めていた自分が残念で、もし同じような方がいらしたらなんとか母乳哺育をするようお勧めしたいと思っています。

でも、こんな長男もいまは普通の子とほとんど変わらず、元気に飛び回っています。いろいろ思いはありますが、一生懸命生きてきたんだからこれ以上仕方ないし、これでいまはいいんだと思えるようなこのごろです。

以前に、「口唇、口蓋裂の子供を堂々と人前に出して育てた」というお話を聞いたことがありますが、私にはできませんでした。心のどこかで、恥ずかしいこととしてひがんでいたんですね。赤ちゃんを抱いて、おっぱいを与えている幸せそうな母子がうらやましくて仕方ありませんでした。時がすべてを解決する、という言葉の通り、すこしずつそんな気持ちも薄らいでいきます。それに、なんといっても、長男の場合は成功したほうでしょうから、いつまでも拘っていてはいけませんね。ありがたいことと思っております。と同時に、これからの方達に、頑張って下さいと心から祈らずにはいられません。周りの方々もどうぞ協力してあげて欲しいと思います。

わが家でも、まだ、これからどうなるかわかりません。でも、これからは、わが子を私の両親がしてくれたように、叱咤激励し、ともに泣いたり笑ったりして生きていきたいと思います。「生まれてきてよかった」とつぶやいてくれることを祈って……

明るく、優しく、朗らかに

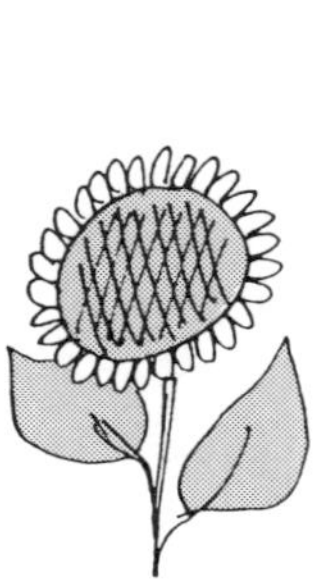

「お父さん、お帰り」、「ごはーん」と、すこしはっきりしないけど、大きな声で叫んでいるのは、二歳二ヵ月の有加ちゃん。二歳過ぎから、言葉の数が増えてきました。

ご飯の前には、来た人から椅子を引き、どうぞどうぞとばかりにお茶碗を取って上げるその仕種は、本当におしゃま。

おにいちゃんのことを「けいし」と呼び、自分のことを「ぼく」といい、どんなにいじめられてもあとに付いて歩き、真似ばかりしている「真似っ子有加ちゃん」。

とても愉快で人が好きで、目と目が合えばにっこりしてしまう「ゆかいな有加ちゃん」。

こんな楽しい光景が、再び巡って来るなんて、二年前の夏には、とても考えられませんでした。

わが家の二人目の長女は、両側性完全唇顎裂《しんがくれつ》と軽い変形（両足の指、左手の指に一ヵ所ずつ）をもって生まれてきました。この子を産むまで、遺伝的な心配はすこしも持っておりませんでしたし、むしろ長男を身ごもったときのほうが、いろいろ心配なことがあり、帝王切開までしました。その子が、五体満足でしたから、二人目はとにかく順調に出産できればと、そのことばかり頭にありました。無事普通分娩で出産できたときは、本当に嬉しくて、すごく興奮してしまいました。

ただ、赤ちゃんを取り上げた先生に、「何か薬でも飲んでいましたか」と聞かれたことと、看護師さんが、急にやたら鼻水をすすられ始めたことに「あれっ」と思っただけでした。

呑気な私は、周りのみんなが気を使って、私の耳に入れないようにしているのも知らず、産後の痛みだけに喘いでおりました。

その私が、「ちょっと、話があるから……」と、呼び出され対面をしたのは、二日ほどあとでした。初めて見るわが子の「口元」だけが……言葉もでません。

ショックでした。体が崩れ落ちるくらいショッキングな対面でした。「先生、お乳はのめるの？」

「ご飯は食べられるの？」、「歯はどうなるの？」と矢継ぎ早の質問に先生も困られたことでしょう。「できるだけ早く専門医にみせましょう」とだけいわれました。

病室に帰ってからが、とても長く苦しい時間でした。不安や恐れ、そして、どうしてこんなことになってしまったのかと、自分を苛んでばかりでした。

しかし、いつまでもボーとしてはおられないのです。「赤ちゃんは、生きている。精一杯生きようとしているのだから、一生懸命育てなければ、とにかく、生きている命を大切にしてやらねば、死んでいたら、何もしてやれない、母親の私が一番しっかりしなくてはだめだ」と自分で自分を励ましました。

そして、始まった育児は、悪戦苦闘の毎日でした。まず、乳首がふくませられません。乳を搾乳器で取り、P型の乳首（出産した病院の指示で、主人が県病院まで行って買って来てくれた）で飲ませましたが、時間ばかりかかり、飲むほうも飲ませるほうも疲れるばかりでした。

八日目、紹介された病院へ行きました。

この病院で治療方法に関しての説明を受けた後、「いま、お話した内容が、もっと詳しく書かれた本があるから……」といって、「口唇口蓋裂児者の幸せのために」（ぶどう社）という本を紹介していただきました。そして、弾力性のある哺乳瓶も買って帰りました。

病院を決定するのに、大変迷っておりましたので、「やはり、ご両親の納得のいくところで…」という先生の言葉をうけて、その後、一ヵ月足らずは、病院探しに明け暮れました。

どのようにして調べるかもわからないまま、取り敢えずいただいた本を読み始めました。

その間に、病院を決定するまでの不安と、乳搾りからくる肩こり、時間のかかる授乳、昼夜を間違えて泣くこと、一ヵ月たつのに体重は数百グラムしか増えないことなど、いろいろ重なり心身ともに疲れてしまいました。そして、ついには、一ヵ月検診の前夜、激しい震えと発熱でダウンしてしまいました。

そんな状態の中で、その本から「たんぽぽ会」の小池さんという方を見つけだし、見ず知らずの方ですが、電話でアドバイスしていただくことができました。

そして、愛知学院大学ときめて病院を訪れたのは、十月一日でした。

初めて訪れたその病院で、ドキドキしている私達に先生が「……おまかせ下さい」といわれた一言が、とても気持ちを楽にしてくれました。その後、哺乳床を入れることになったため、数多く通院しました。そのたびごとに、先生や看護師さんにも慣れ、顔見知りもでき、心がすこしずつ安らいでいく思いがしました。

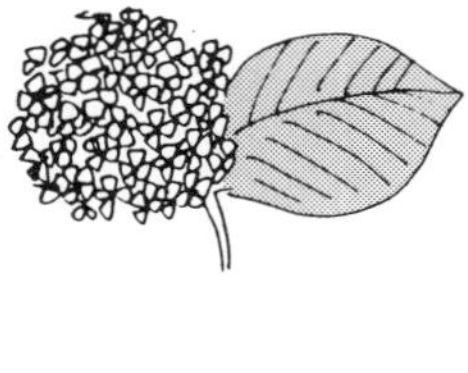

特に、入院を三回もすると、うんと親しいお母さん同志のお友達もできました。

家では、沢山話しかけてあげたり、童謡のカセットをいつもかけて、親子で気持ちを明るくしたり、普通に育てるよう心掛けました。外出は唇の手術が済むまで、控えておりましたが、その後、じょじょに増やしていきました。

いまから振り返れば、体重計とのにらめっこも、哺乳床とのかくれんぼも、懐かしい思い出です。

それよりも、出産まもない時期に、産科医、助産婦、保健婦の方々から、障害についての適切な説明や助言があったら、どんなにか心も落ち着き、いたずらな不安や恐れからとき放たれることができたのではなかったかと思います。

私には、「口唇口蓋裂児者の幸せのために」の本が、何かと力になってくれました。

そして、その本の裏表紙にその当時の祈りが、「明るく、優しく、朗らかに」と記されています。

いま振り返ってみますと、活字だけよりも、温かみのある言葉もあると、より勇気づけられたに違いないと思えるのです。

お陰様で、家族内のトラブルもたいしたこともなく、「せめて男だったらなあ……」といっていた主人も、いまは二人と戯れています。

みんなで有加の面到もみてくれます。近所にも気軽に出歩いて、同じくらいのお友達もいます。お兄ちゃんのお友達とも、いっしょに遊んでもらいます。

私も仕事をしておりましたが、このハプニングで、思い切って育児退職をとり、治療に専念させてもらいました。いまは、年度変わりからの再採用を目指して、準備を進めております。こんなに長く自分の手で育てることができ、子供のなにげないしぐさや触れ合いに、心をなごませることもできました。長男のときの一年間ではとても体験できない、数多くの勉強もできました。

いまは、「禍を転じて……」の心境です。これからもなお、治療の道は続いています。子供の成長の喜びに励まされながら、これからも歩んで行こうと思っています。

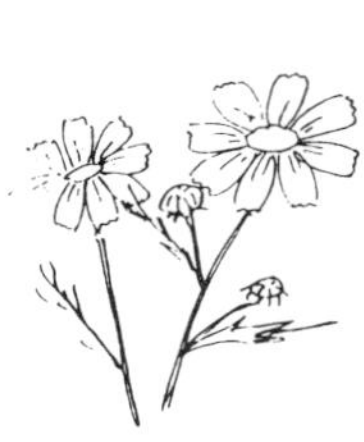

お兄ちゃん大好き

わが家の次男は、現在三歳四ヵ月です。口唇、口蓋裂の手術を十ヵ月と二歳四ヵ月のときにそれぞれ受けました。入院予定日が近づくと体調を崩し、手術の当日に発熱したり、入院中にせきがひどくなり二日間家に戻り、また入院はしたものの結局手術を受けられずに退院したこともありました。たった二回の手術のために、六回も入院したことになります。しかし、術後の回復だけは順調だったし、唇の傷も手術を遅らせたためか、きれいに治っているように思われます。

話せるようになるのかしらとの私の不安をよそに、言葉の数も日増しにふえています。現在月に一回保健センターで言葉の訓練を受けていますが、本人の自覚がまだないのと集中力に欠けるのとで、あまり目立った進歩は見られませんが、それでもいやがらずに練習しています。治療室の先生からも、時期的に早いのであせらずに根気よくといわれていますので、いまは私のほうからなるべく正しい言葉で話しかけるように気をつけています。

もう一つ注意しているのは虫歯です。小児歯科の先生から、虫歯が進行すると矯正《きょうせい》歯科治療が不可能になると聞かされ、歯には長男以上に神経を使っています。

次男の誕生からいままでを振り返ってみると、産婦人科の先生から手術で必ず治るので心配ないと励まされたこと、そして、愛知学院大学歯学部口腔外科の先生を紹介していただけたこと、主人の両親に初めて次男を見せたときに、「あとで後悔することのないようにできるだけのことをしてあげなさい」との温かい励ましの言葉をいただいたこと、新しい哺乳瓶の開発で、スプーンによる授乳と比較して楽に飲めるようになったこと、入院するたびに、同じ悩みを持つ多くの人々と知り合い勇気づけられたこと、先天的な障害は仕方のないこととして、沢山の人達のおかげで無事にここまでこられたことなどを深く感謝しています。

たんぽぽ会の講演会、親睦会を通して子供の病気について積極的に勉強できるようになり、いままで漠然と抱いていた不安がすこしずつでも整理でき、わが子の成長も余裕を持って見つめられるようになりました。

機械が好きで、特にいまはカセットに夢中です。そして歌ったり、踊りまくったりしています。幼稚園からお兄ちゃんが帰ると、足も満足に届かない自転車に乗り、けんかしながらもくっついています。まだ三歳になってまもないのに、おたふくかぜ、百日ぜき、手足口病、しょうこう熱など経験してしまいました。しかし、口蓋裂の手術を終えたころからあまり高熱も出さなくなり、驚くほどたくましくなってきました。ディズニーの絵のついた赤いスクールバスに乗って、幼稚園に行く日を（実は、私も毎日いっしょに行くと思いこんでいる）待っています。沢山のお友達とともに、素直で、明るい子に育ってほしい。楽しい思い出もいっぱい作ってほしい。そして将来必ずくるであろう試練のときにも、決してくじけない心を持った強い子に成長して行ってほしい。そう思っております。

息子よ、ガンバレ!!

私達の子供は、小学校三年の長男と四年の長女です。普通の家庭では、「一男一女と理想よく生まれてよかったね」といいますが、長男が口唇、口蓋裂で生まれ、初めて長男にあったときの顔は、いまでも忘れられません。

家に帰ってからは、外には出ずに閉じこもってばかりでした。一回目の手術や二回目の手術も、風邪を引いたりして思うようにはいきません。やっと、二回目も終わり、これで思いきり外へ連れていけるぞと思いました。

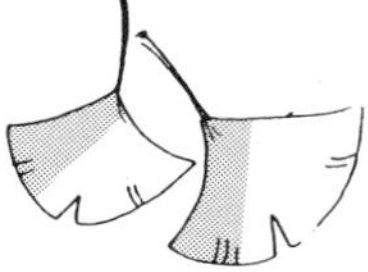

三回目の手術は、一歳七ヵ月になりました。歩くのも速くなり、二人の子供についていくのが

一生懸命でした。言葉を話すのが遅いので、保健婦さん達による言葉の教室に通ったり、保健婦さんの紹介で青い鳥学園へ一ヵ月に二度通いました。楽しみにしていたみたいです。そして、三年保育に入れてもらい、元気よく保育園へ行き、安心していました。

年長さんになって病院の歯科へ行くと、「もう矯正に行ったほうがいいよ!」といわれたので、いまでは名古屋の矯正歯科へ通っています。チンキャップも三年目になり、早く取れたらいいと思うこのごろです。ガンバレ、ガンバレ、長男!!

これからの道のりは、まだまだ長いと思います。でも、それにくじけない、みんなに迷惑をかけない、思いやりのある明るい人になってもらいたいと思います。それから、同じ病気で悩んでいるお母さん達、明日への希望を持ってガンバロー。

思いやりの心をもって

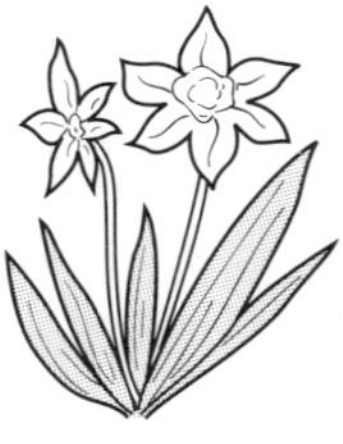

わが家の長男は小学校三年生です。

長男が口唇裂で生まれたときは、「えっ、どうして」。あとは声にならず、ただ涙が止まりませんでした。学校に行くようになったら、いじめられないか、結婚は、と将来のことばかり考えるたびに、涙が止まらず、なぜ、この子だけがこんなことになるのか、悲しくて、毎日泣き暮らしていました。そんなとき、愛知学院大学歯学部病院に行って、同じ人が大勢いて驚きました。五〇〇人に一人の割で生まれてくることも、あとからわかりました。この子だけではない。毎日の生活が明るくなるのも、暗くなるのも、自分自身の心掛けしだいと思い、明るく優しい子供に育つよう、普通の子供と同じように育てています。

本人には、手術前の写真を病院で見たとき、「お母さん、あの顔だれ」と聞かれ、生まれたときの状態を話しました。私達には、気にしたようにはいいませんが、子供達の間ではよく、いじめられ泣いて帰って来ました。

私は、精神力や体力で自信をつけさせてやりたいと思い、剣道に二年間通わせました。そのためか、負けず嫌いになり、ある日、ソロバンから帰った長男は、突然、私にいいました。「お母さん、今日何点か知ってる？　三十八点だよ。情けなくって涙が出てきちゃうよ」とため息をつきながら、泣きべそをかいていました。

私が何か励ましてやろうといいかけたとき、弟が「お兄ちゃん、シーソーゲームでいいじゃんか。泣くなよ」と長男を励ますと、「おまえ、シーソーみたいに下がるのはいやだ」と怒りましたが、「お兄ちゃん、僕は上へ行ったり、下へ行ったりするほうがいい、一人の人がいつも勝っていたら、つまんないもん」。横で話を聞いていた私は、兄弟の良さというものをつくづく感じました。

これから、一つ一つ壁にぶつかっていくと思います。そのとき、兄弟で助け合い、励まし合っていってくれたらいいと、いま考えています。弟を産むとき、健康な子かどうか心配し、不安でしたが、本当に産んでよかったと、心から思います。

負けず嫌いなおかげで、ソロバンも頑張り三級が受かりました。「あせらず、コツコツ」と、いつもいい聞かせ頑張っています。

最近、喧嘩したときなど、鼻まがり、ブタなどといわれ、いった子が憎いとまでいい出しますが、「お母さんの鼻がブタ鼻だから、仕方ないのよ。それくらいのこと、男の子なんだから、気にしないのよ」といい聞かせていますが、気になるようで、手鏡を眺めているときは、心が痛みます。

将来、一番大切な時期を迎えるとき、悩んだりすると思います。そのためにも、いろんな困難も克服できるよう、強く、たくましく、また、他の障害者の人々に対して、思いやりの心を持って接してあげられる優しい子に育てていきたいと願っています。

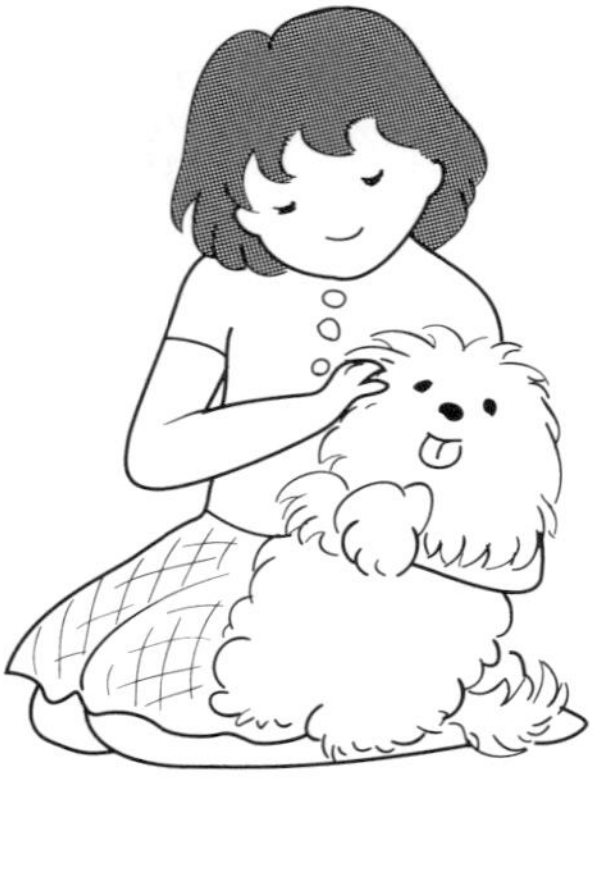

自信と喜びをもって

今年の夏、岡崎市の小学校四十数校が参加した水泳大会で、次男、伸亮が一〇〇メートル自由形で準優勝をしたとき、本当に十年前にはこんな日が自分達親子に訪れることなど想像もつかなかったなあと感無量でした。

両側口唇、口蓋裂で出産した次男は、二年間手術に明け暮れていましたが、その後は、修正手術も受けず、言語治療も短期間で終わり、現在は矯正歯科治療のみを受けている状態です。

障害を忘れて生活していられるのは、現代医学の進歩、社会意識のレベルの向上、たんぽぽ会の存在などによる本人および家族の意識変化によるところが大きいように思います。障害を恥じる必要もないし、治療においても不安をもつ必要はないんだという、この二点を親子ともども認識していれば、ほとんどの精神的な問題は解決されるように思います。次男も、もう二、三年もすれば思春期到来ですが、基礎に、こうした安定感があれば、大きな問題になったり、取り返しのつかない結果になることがさけられるのではないかと、楽観的に構えています。

要は、親がその子を、たとえ障害をもっていようと、心から愛し、その子を育てることに喜びを感じているかどうかにかかってくると思っています。たとえ態度に出さなくとも、子供は親の心に敏感に反応します。親に愛されているという安心感が、あらゆる困難にぶつかっていく原動力になるんだと思います。

私がいま、これから伸亮と同じ障害をもつ子供さんを育てられるご両親にいえることは、自信と喜びをもって、子供を育ててほしいということと、常に、もしこの子に障害がなかったらこの子にどのように接するだろうかということを考えてほしいということです。どうしても、障害があるということを前提に子育てをしがちですが、もし障害をもっていなかったら、どのような選択をするだろうかということも、ちょっと考えて行動してほしいと思います。

もし、私が次男に対して、障害をもっていることを前提に育てていたら、たぶん水泳を選択していなかったと思うし、五年生の夏に大会でよい成績を残すということもなかったのではないかと思います。障害の治療には細心の注意を払うことが親の義務ですが、やるべきことをやったうえでは、障害を意識せず、大胆に子育てをしていただきたいと思います。

「がんばってね」のひとこと

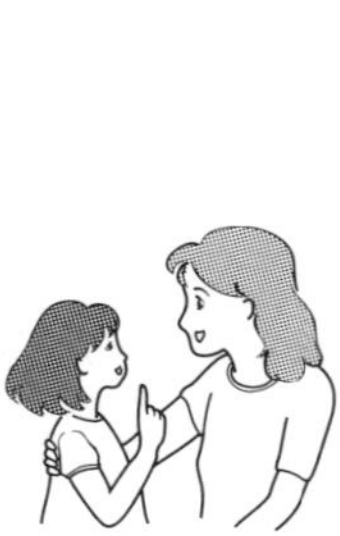

私に、二度の試練が襲ったのは、「四十九年秋に結婚して翌五十年六月十五日の長女出産、三年後の五十三年八月五日の次女出産……」で、二人とも口唇裂で生まれてきました。口に出していえば涙が出てきます。子供を連れて歩いていると、のぞいて変な顔をあからさまにする人の中で、何も悪いことをしていないのに、小さくなっていたように思います。

それでも、長女が赤ちゃんのとき、同じアパートの人が、「私の知っている人にもいるけれど、ちゃんと治るから頑張ってね」といって声をかけてもらったときは、知らないところに来て悲しいことだらけの中の一筋の光のようにありがたかったことを昨日のように思い出します。いろいろなときにつまづきながら、頑張ってきて、さてこれからというとき、また次女が。このときは本当に神様も仏様もいるものか、でもこんなことでへこたれないぞ、負けてなるものか、頑張らなくちゃという気持ちで、いままで歩いてきたように思います。どうにもならないことがあったときは、子供達と泣きながら手をつないでやってきました。幼稚園、小学校といじめに会い、いまもいじめられているようですが、けなげに泣きごともいわず、すこしずつ強くなってたくましくなってきたなあと……。

人の痛み、悲しみ、優しさ、嬉しさがわかっている子供に育って、親バカですが嬉しいこのごろです。子供はいつまでも子供ではなく、しっかりした気持ちを持って、きらきらした感性が育ってきたなあと思います。いま、私は子供達を育ててきてよかったなあ、私も育ててもらったなあと思います。まだまだこれからです。六年生と三年生の娘達、頑張ろうね。どんなことにもくじけず、胸をはって前を向いて歩いていこうね。母さん達も、あなた達の後押しをしながら頑張るから。

人を思いやる気持ちはなくさないで。感謝する気持ちも。嬉しいときも、悲しいときも教えて、何もできないけれど、話を聞くからね。

3. 幼稚園、小学校の先生、周囲の方達について

給食おいしいよ

入学に際して、一番心配だったことは給食でした。もちろん、この病気に対して正しい理解と子供への配慮をお願いしたいことは、いうまでもありません。とにかく心配しているよりも行動です。じかに先生とお会いして、この病気について理解していただきたく、入学一週間後のまだ給食が始まらないうちに出かけました。病気の原因、いままでの治療、そして今後の治療、病気における障害に対する学校での対処の仕方など、特に言語、咀《そ》しゃく障害についてのご配慮をいただきますようお願いしてきました。

言語については、週一度通院することで、ご迷惑をおかけすること、本読みの際に不明瞭音があるかと思うが認めて見守ってほしいこと、咀しゃく障害については、給食において時間がかかるし、少食であること、学校の正味二十分ほどでは、一定量はとても食べられないこと、個人に見合った量を食べさせて欲しいことなどをお願いしてきました。先生は、「個人個人食べる量は異なりますから」とおっしゃって下さいましたので、ひと安心でした。

そのとき、保健の先生ともお約束いただきお会いして同様にお願いし、パンフレットをおかせていただきました。

お二人の先生とも、快く会って下さり、親身に話を聞いて下さりありがたく思いました。

息子は元気で通学しており、給食ではパンを一枚にしてもらっているようですが、「おかずは二度もおかわりしたよ」とか、とてもおいしくいただいているようです。「保育園よりおいしいよ」、「学校で一番好きなのは、放課後と給食と国語」といっています。でも「パンを二枚食べれるようになるといいね」と親子で話しています。食事時間もそれでもチャイムすれすれとのこと。

あとでお聞きしたことですが、保健の先生が病名について「口唇裂《こうしんれつ》」というのが正式名であることなど、職員打ち合わせで取り上げて下さったということでした。担任の先生も同じように取り上げて下さり、「ヨウ君と接するのは私だけではないからね」といって下さったお言葉に心から感謝いたしました。

言語について

わが家の長男は両側口唇、口蓋裂《こうがいれつ》で現在四年生です。矯正《きょうせい》を始めて一年半になり、上顎を広げる金具の装置が入っています。昨年夏休みに育成医療のお世話になり、口唇の再手術を受けました。言葉のほうはタ・ナ・ラ行など舌を使っての言葉がまだ不明瞭なところがあるので、三年生より（一～二年生は金沢の言葉の教室）、言語障害児学級に週一回通学しています。保育園に通い

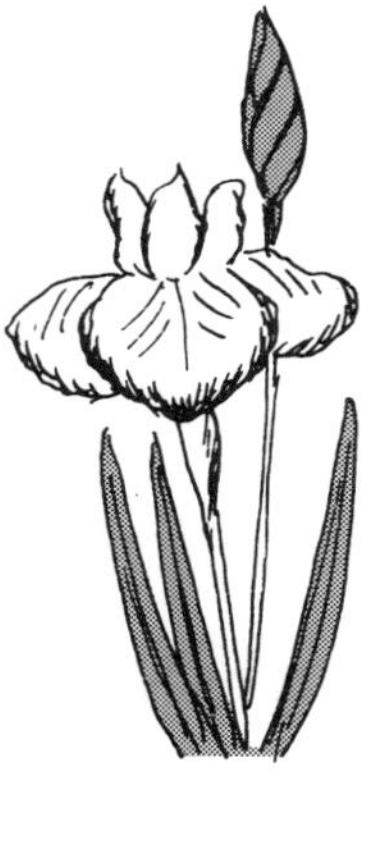

出した三歳半のころ、言葉より字に興味を持つようになり字から覚えた言葉のせいか、感情の伴わない一本調子の話し方になってしまいました。

四歳のとき、主人の転勤で金沢に行くことになりました。見知らぬ土地で慣れない生活や日本海側特有の変わりやすい天気で家の中ばかりにいることが多くなり、子供が情緒不安定のようになってしまいました。大学病院で言語の指導を受け、家での練習の甲斐あってか言葉の数も増えてきました。言葉の教室の先生から「子供を変えようとするには、母親の自己変革といって親が変わらねば子供は変わらない。子供の問題をすみやかに解決するということは母親と子供との革命との戦いであり、母親が負けることであって、誰しもが通るひとつの成長過程なのである。ここを通れない子と親は成長しない。反抗期というものが、ごく普通に見られる革命である」と強くいわれ、いままで子供のためによかれとしてきたことが、かえってよくなかったりして過保護な子供にしてしまっていたことにおおいに反省しました。反省はしても、なかなか実行することができなかったものでした。

小学校に入学し、校長先生、担任の先生、言葉の教室の先生、金沢市言語障害児親の会の人達など、よき人達に恵まれ言葉の数も増え表情も明るくなってきました。いま考えてみますと、もしも普通児として生まれていたなら、子供のことについてもいろいろな障害についても、深く考えずに過ごしてしまったかも知れません。また、名古屋のたんぽぽ会の仲間に入り、お手伝いをして、心強い友達が沢山できて、いろいろな新しいことを学びました。宿命とはいえ、この子達にはまだいろいろな困難なことがあると思います。しかし、それに負けぬ強い心をもった辛抱強い子、お世話になった人達に感謝する優しい心を持った子に育って欲しいと願っております。私も子供を通して多くのことを学びとり、親子ともども成長してゆきたいと思っております。

補聴器について

五年生になったわが子は両側口唇、口蓋裂、中度難聴（補聴器使用）、視力遠視（矯正中）と不運を背負って生まれ、はや十一年になりました。十年一昔、なんと苦悩の多かった年月でしょう。それゆえに、喜びも数多く経験しました。

ふっと振り返れば、まず幼稚園の友達作りにと三年保育に入れました。その間、どうしても内向的になるので何か一つ自分自身に自信をつけるものをと生活に注意しました。それが絵でした。絵を描くことが人一倍得意でした。暇のある限りいっしょに描いたり、家中はったり、自由に伸びるよう努めました。

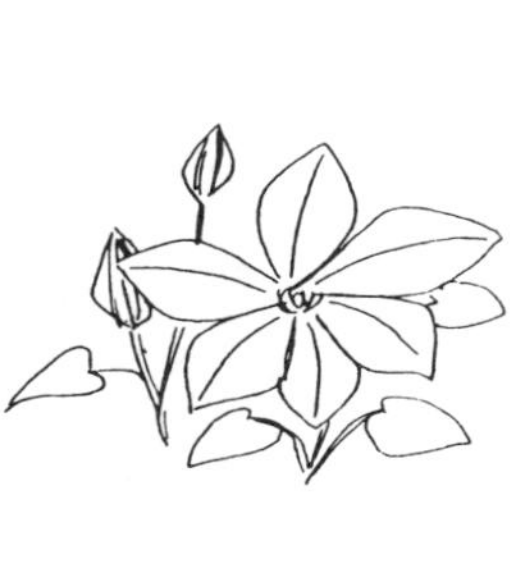

そのうち体操も活発となってきました。でも、幼稚園のうちはそれでよかったのですが、小学校になると不安でいっぱいでした。そのため、入学と同時に担当の先生に一言頼み、また、授業参観の折、その都度連絡を取り合いました(低学年のみ)。もちろん長い間には、いじめっ子もい

ます。泣いて帰る日が続き、「そんな弱虫でどうする、強い子になれ」としかりつけ、私自身にも弱気になってどうすると自分にいいきかせました。

二年生近くに剣道に入って強い子になりたいと毎日のようにいい出したため、道場入門をお願いに行ったところ、補聴器をつけていてはと断わられました。でも、そんな理由では本人がくじけてしまうと頼み、補聴器なしで本人がどこまで頑張れるか納得いくまでと入門を許可されました。でも今日まで続き、その間何度も選手として試合にも参加しております。いやなときもあり、細く長く自分で決めたことは弱音をいうな、と見守って協力したいと思っております。

将来助け合う兄弟がほしいと思い、遺伝学の先生に相談しましたところ、自分自身に心から自信を持ったときにといわれました。それは「もう一度同じ子が生まれても、今度は知っているからいままでより上手に育てられるぞ」との主人の言葉で得られました。そして健康な次男が生まれ、その子も五歳のときから入門し、今年の夏は兄弟そろって合宿に参加しております。

家庭で子供との対話では、難聴も加わり、二、三度繰り返し聞くことが多く、つい忙しいとうるさい顔をして答えてしまうので反省しています。いつも明るく繰り返し答えてあげることが、いま私自身のなおさなければならない課題です。

周囲の方々に感謝しています

息子はいま九歳です。重度の口唇、口蓋裂で生まれ、途方にくれていた私達を励まし支えて下さったのは、たんぽぽ会の皆様を始め、病院の先生方など多くの方々のおかげと深く感謝しております。何も障害のない普通の子供で生まれていたら、知らずに済んだかも知れない貴重な体験、多くの人達との出会い、心の触れ合いは、私達家族にとって決してマイナスではなかったと思っております。

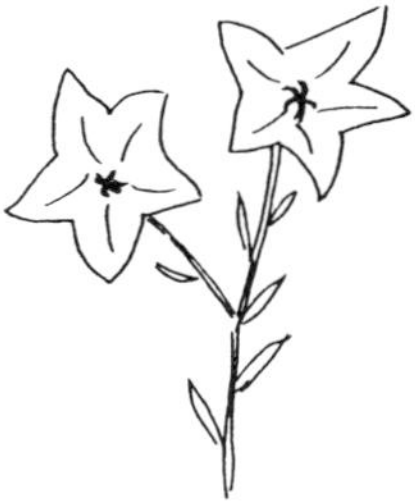

喜ぶべき長男の誕生も、口唇、口蓋裂とわかったときの両親や家族の悲しみは、とても辛いものでした。これから先どうして育てていったらよいかと思うと、本当に目の前が真っ暗になる思いでした。お祝いにみえた人にも見てもらえず、病院へも人目をさけ、隠すようにして連れて行ったものでした。何も知らない私達夫婦は、産院の先生の紹介である病院を訪れ、入院の手続きも済ませ、手術できる日を待っていました。

そんなある日、知人からの知らせで、名古屋で口唇、口蓋裂の講演会があることを知りました。新聞紙上で見過ごしてしまうぐらいの小さな記事が、私達親子に明るい希望を与えてくれました。さっそく、私と夫は愛知学院大学歯学部で開かれた講演会にわらをもつかむ思いで出かけて行きました。昭和五十三年、たんぽぽ会が発足した年でした。私達は本当に運がよかったのでしょう。ここで、大勢の仲間を知り、先生からは詳しく親切にご指導をしていただきました。このとき、私と夫は、とにかく頑張って育てようと決意を新たにし、夫婦の絆もいっそう強いものとなりました。

それ以来、いままで愛知学院大学歯学部でお世話になっております。幸い私達は、私の両親と同居しているため、通院や入院のたびごとにいろいろと助けてもらいました。また、二歳年下の弟がいるため、市の言葉の教室に通うにも、しょっちゅう母に次男の面倒を頼んで出かけたりしました。両親には、一番心配や迷惑をかけたと思います。

小さいころは、言葉がはっきりしなかったのですが、近所の保育園に通うようになって友達もでき、先生も優しく接して下さったので明るく、元気な子に育ってくれました。保育園や学校の先生に、病気のことを理解していただくのはもちろんですが、言葉がはっきりしないからといって、特別扱いをせずに、みんなと同じように扱ってもらったのがよかったと思います。発表会のときにも一人でいうせりふを大勢の人の前で恥ずかしがらず、大きな声でやれました。本人が自信をもち、卑屈にならないようにすることだと思います。

学校の授業では、発表や本読みをしたとき、聞きとりにくかったら、先生に注意をしてもらい、言い直しをさせたりしてもらいました。それは正しい発音の区別ができ、自覚するためです。

いまは仲の良い友達も何人かあり、息子は物知りだそうで、みんなにも好かれ、学校へ行くのを嫌がる日は一日もありません。

家族や病院や学校の先生、友達、親戚など、私達家族を取り巻く皆様の協力のおかげと思っております。

お兄ちゃん

いま、娘は中学二年生です。生まれて一週間もたたないうちに、名古屋の愛知学院大学歯学部に連れて行き、口腔外科（現口唇口蓋裂センター）の診察を受けました。

「どうして、何が原因で」と娘の寝顔を見ながら、涙した毎日が暗く、笑顔などできるわけがありませんでした。

生後一歳二ヵ月で最初の手術をしていただきました。八人部屋に入院し、不安の毎日です。でも、この八人部屋の人達がとても良い人ばかりで、励ましとアドバイス、明るさ、物事に対して前向きの考え方、なんといってよいかわかりませんが、メソメソしたってなんにもならない。誰にでも気軽にいろいろな話ができる。わからないことはみんなに教えてもらえばよい、相談させてもらえばよいと考えました。

幼稚園から小学校に進み、給食を食べるのが遅いため、みんなより早く食べさせてもらったり、遠足、学芸会、修学旅行などのグループにも入れてもらって、楽しく過ごすことができました。

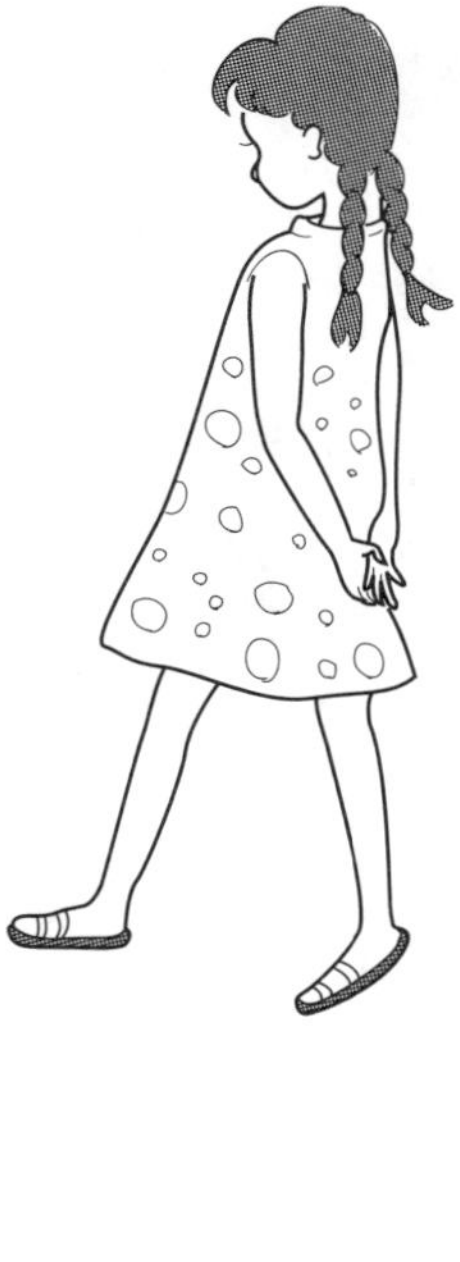

娘には一歳上の兄がいます。年子ですと学校の教室が隣り合わせになることがあります。休憩時間になると娘の様子を教室に見に行くのです。家に帰ると私に一日の報告をするのです。最初は、私も「ありがとうね」と礼をいっていましたが、妹の心配ばかりして、小学五年生のとき、円形脱毛症になってしまいました。妹のほうよりも兄のほうが神経質になっていたのです。

「兄ちゃん、妹のことは、学校にいるときは先生に、家にいるときはお母さんが面倒を見るから心配しないで、自分のことをしっかりしなさい」と話をしましたが、いまでも、気になる様子です。小さいときは、乗用車でほとんど出かけましたが、中学に入ってから、先生に「交通機関に慣れさせて、一人でも乗り降りできるよう心掛けて下さい」といわれ、頑張って練習していま す。でも、大人や子供の好奇心の目に思わず、子供を隠すようなかっこうをしてしまいます。

自分ながら「気持ちが小さいな。母親じゃないの。ひけめなんて感じなくていいの」といい聞かせています。子供ともども、明るく生きなければ。まだまだ、これから長い人生、頑張っていきましょう。

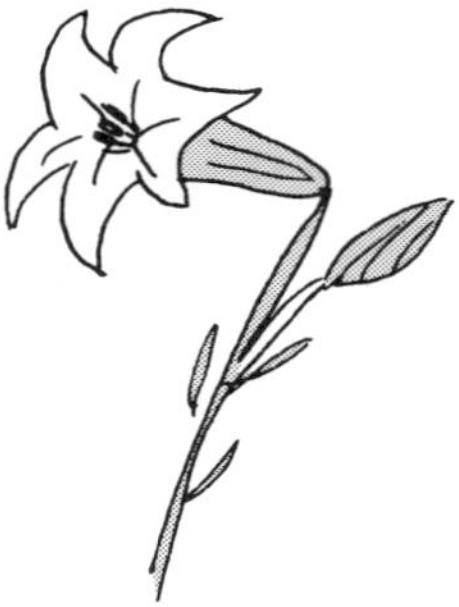

4.　口唇《こうしん》、口蓋裂《こうがいれつ》患者として生まれてきて

たんぽぽ会に参加して

私は今年六月、愛知学院大学で口唇の再成形手術をしたのをきっかけにこの「たんぽぽ会」に入った患者本人です。八月二十九日、三十日と初めて、こちらの親睦会に参加させていただき、熱のこもった皆さんの意見を聞くことができて大変嬉しく思いました。

私は二十四年前、口唇、口蓋裂の状態で生まれ、ある病院で第一回目の手術を受け、その後二度、三度とこちらの先生に手術をしていただきました。小学校四年生まで、こちらで治療を続けていましたが、その後、矯正《きょうせい》治療だけを続けて、二十四歳まできてしまいました。

いま、思いおこせば、すごく無駄な時間を過ごしてしまったと後悔しています。なぜ、小学校四年生以後も愛知学院大学でありとあらゆる治療を受け、口唇の手術ももっと早く受けなかったのか？　言語教室にもちゃんと通い続け、そして、口の中の治療ももっと積極的に行わなかったのか？　言い出せばきりがないくらいです。

いま、考えると自分でも不思議です。物心ついてから、世間の人々の私を見るあの目つきがいやでいやで辛かったはずなのに、みんなからいじめられて傷ついて何度も泣きながら帰ったはずなのに、普通になりたいと何度も願ったはずなのに……何もせずに過ごしてきた何年間かをいま

取り戻してやり直したい気持ちで一杯です。

この話を私の相談相手になってくれる人に話したことがありました。その人はこんなことを私にいってくれました。

「二十四歳になるまで自分が手術をしようと思わなかったのは、ある意味ではよかったのかも知れない。周りの誰にもいわれず、自分自身から手術をしたいと思ったときが最高の時期であり、また障害をもっているにもかかわらず、それをさほど気にせず、普通の人と同じように何年間も過ごせたのはいいことである」と。

私はこれを聞いて、嬉しいようなわけのわからないような気になりました。だけど、この夏、「たんぽぽ会」の親睦会に参加して、皆さんを見ていてびっくりしました。そしてそのわけのわからない気分もふっ飛びました。

皆さんはあの夜、すごく真剣でした。私は、二度しかその会に参加したことがないけれどびっくりしました。感激しました。このことに対してすごく必死で真剣で一生懸命で、そして「たんぽぽ会」まで作り、口唇、口蓋裂という障害に正面からぶつかっていっています。その努力がいまのこの状態を生んでいるのだと思いました。

結局、私は逃げていたのだと思いました。自分はそうじゃない。おかしくない。普通の人と変わらない。自分を障害者にしたくない。障害を認めたくない。痛い傷をつつかれたくない。自分を追いつめたくない。自分は関係ない。結局、私は障害から逃げていたのです。それと同時に、自分を傷つけまいとした私の周りの人達も、それから目をつぶらざるを得なかったのだろうと思いました。だけど、いまさら、うだうだいっても始まりません。いままで逃げていた分、これから一生懸命、頑張りたいと思いました。

実際、私は今年手術をしていただきました。何かよくわからないけど手術を受けようと思ったのは確かです。きっと神様が私に「しなさい」とおっしゃって下さったのだと思いました。

そしてそのとき、ちょうど私には短い間だけどつきあっていた人がいました。すごくいい人でした。いままでに確かに何人もの人を好きになったことはありましたが、きっとその人が私にとっていままでには最高の人だったかも知れません。その人のためにきれいになりたいと思ったのは確かです。きっとその私の気持ちと神様の声が一致して手術をすることになったのだろうと自分なりに解釈しています。

いまはすごく、そのことが嬉しいです。神様に「ありがとうございます」って何回もいいたいです。口腔外科の先生に、麻酔や他の先生に、看護師さんにも私の周りの人全員にお礼をいいたい気持ちです。そして、この会に参加したいま、ますます意欲がわいてきました。皆さんの熱意に負けないくらい私もこれからもっとたくさんの手術をしていただき治療をし、この会にもでき

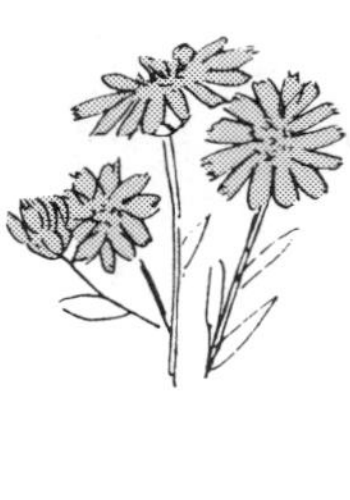

る限り参加して、自分ができる限りのことをしたいと思います。そして、次にくる悩んでいる人達にも一生懸命アドバイスして、みんなで力を合わせて頑張りたいと思います。これが、いまの私の気持ちです。

そして、将来、自分の障害に負けず、素晴らしい人を見つけて、必ず結婚して幸せになれるために一生懸命頑張りたいと思います。それが、私の夢であり目標です。

情熱と勇気を持とう！

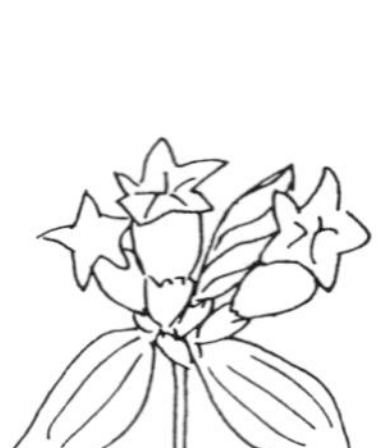

私は昭和十九年に片側口唇、口蓋裂児として生まれました。生後まもなく、「外科で口唇の手術をした」と祖母に聞かされました。口蓋のほうは何もしないで、そのまま三十年間過ぎてしまいました。その間の発音は息が鼻に抜けてしまうため思うように相手にわかってもらえず、本当に悲しい思いをしました。心もしだいに、下を向くようになっていってしまいました。
しかし、私の亡き母に、一度だけ言葉がはっきりいえないので、身体障害だといったことがありましたが、ひどくしかられました。
「手足が揃っていて、なんでもできるではないか、そんな気持ちを持ってはいけない」といわれ、それからは健常者と同じ気持ちで、人に負けたくないという精神で今日まで頑張ってきました。

人間は何か悩みや心配事があると顔や態度に表れます。正常な体の人に比べてハンディキャップを持った私達は、どうしても暗くなりがちであります。就学期や就職期、結婚適齢期を迎えた子供さんやその親御さん方の多くはいいようのない辛い思いをされたことがたびたびあったと思いますが、障害者である事実を認め、天から与えられた根性と身に着いた忍耐力で明るく立ち向かっていく勇気と情熱を大切にしていただくように切望します。

いままで四十五年間体験してきたあらゆる生活の中から、障害者であると意識したときの度合の強いものから並べてみますと、

① 悪口をいわれたとき、いじめられたとき
② 鏡やガラスに自分の顔が映ったとき
③ 写真を写してもらうとき
④ 初対面の人と話すとき、会うとき
⑤ 大勢の人の前で話をするとき
⑥ 年頃の異性の人と話をするとき
⑦ 自分のいうことが相手にわからないとき
⑧ 外出するとき、学校や会社にいるとき

こうしてみると眠っているとき、家にいるとき、勉強や仕事、遊びやスポーツに熱中しているとき以外は、絶えず意識している勘定になります。それが他人から見たとき、寂しく見える故か

もわかりません。しかし、いまとなって考えてみますとよかったと思う点もあります。

① 名前と顔をよく覚えてもらえる

② 友達や周囲が親切な態度で接してくれる

③ 同じ障害を持った人や、他の障害を持った人と悩みを理解しあえる

④ 何事にも負けない忍耐力と根性が養われる

幸いなことに、いまの私には①～④のおかげで、自治会やＰＴＡ、町などの役員、また青少年育成会やジョギングクラブのトップリーダーとして、趣味では、カラオケ会、ソフトボールチームの結成など、体がいくつあっても足りないくらい充実した毎日です。

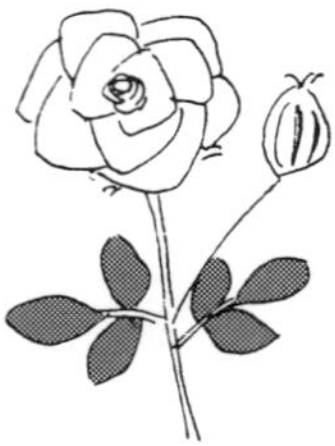

IV 質問コーナー

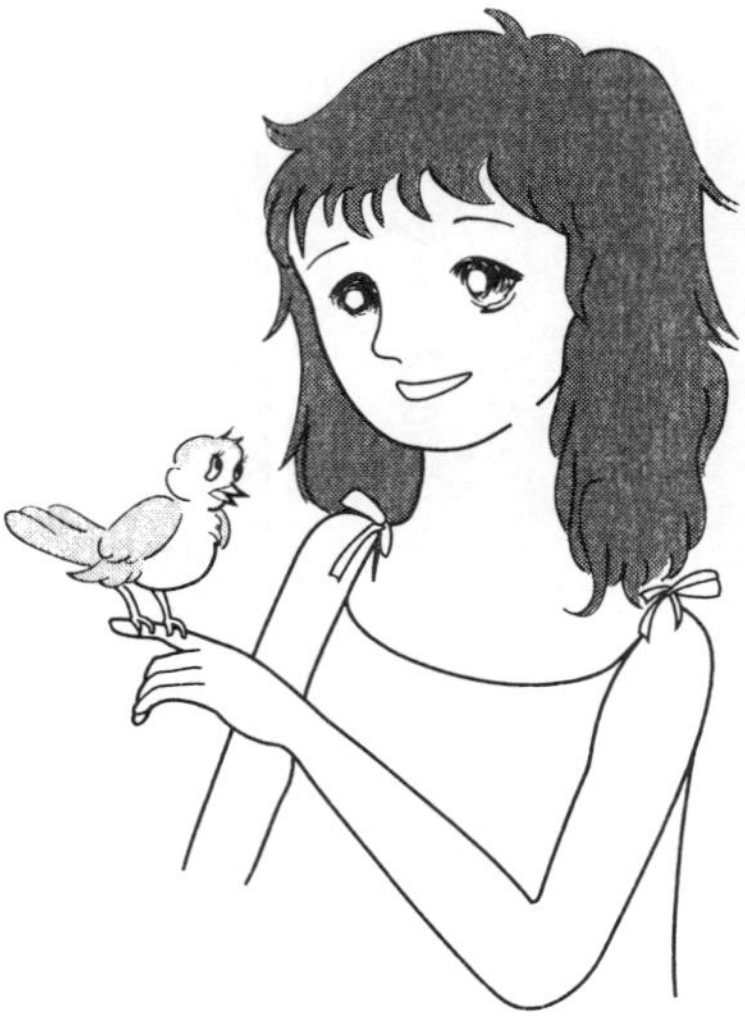

Q1 口唇《こうしん》、口蓋裂《こうがいれつ》の種類にはどんなものがあるのですか。

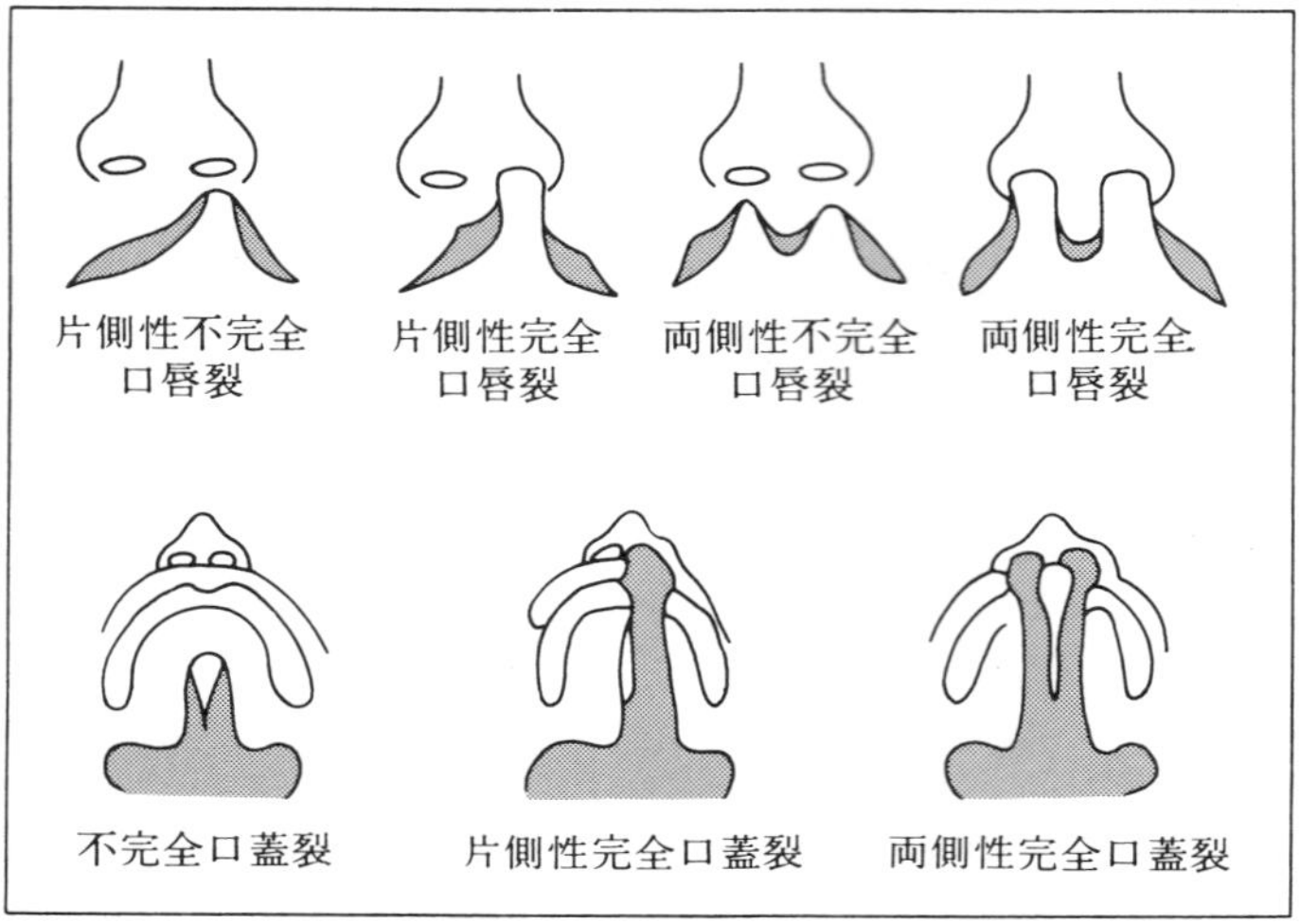

口唇裂には、図のように片側裂《へんそくれつ》（どちらか一方だけ披裂《ひれつ》がある）と両側裂《りょうそくれつ》、完全裂《かんぜんれつ》（鼻のほうまで披裂があるもの）と不完全裂があり、これらを組み合わせて、たとえば左側完《さそくかん》全《ぜん》口唇裂といういい方をします。

日本人では、披裂の頻度をみると口蓋裂を伴った左側の完全裂、すなわち、左側完全口唇、口蓋裂が最も頻度が高いのです。また、この他に頻度は低いのですが、正中裂《せいちゅうれつ》(上くちびるのまん中に披裂がある)、顔面横裂《がんめんおうれつ》(口《こう》角部《かくぶ》に披裂がある)、顔面斜裂《がんめんしゃれつ》(口唇から眼瞼にかけて斜めに披裂がある）などの顔面裂があります。

Q2　口唇《こうしん》、口蓋裂《こうがいれつ》の子供は成長が悪いということはありませんか。

口唇裂、口蓋裂があるからといって、他の子供さんに比べて成長が悪いということはありません。手術の前に体重が少なく大変苦労される場合でも、手術が終わり、小学校に入学するころには、ちゃんと体重などもおいついてきます。

口唇、口蓋裂があると、離乳を遅くするお母さんが多いようですが、口唇、口蓋裂があるからといって、離乳を遅くする必要はありません。口蓋裂が未手術の場合でも、普通に離乳食を食べさせて下さい。ただ、食べた物が、鼻のほうに入りやすいので、食後は必ず白湯（さゆ）を飲ませたり、残った食べかすを綿棒でふき取るなどして口腔《こうくう》の衛生に気をつけてあげましょう。

Q3　出生直後に手術をすることはできないのですか。

手術自体は、出生直後にすることは可能です。しかし、私達、専門家は、手術のよりよい結果が得られるように考えて手術の時期を決めています。

現在では、私達は、当院で過去四十年間に行った多数の手術の経験から、口唇裂《こうしんれつ》は体重六キログラム前後（生後三～五ヵ月）、口蓋裂《こうがいれつ》は体重十キログラム前後（生後一歳六ヵ月～一歳十ヵ月）を目安に手術しています。

口唇裂、口蓋裂は、その病気自体は生命に危険がある病気ではないので、出生直後に緊急手術する必要はありません。

また、出生直後ですと、赤ちゃんは、新しい自然環境に入ってストレスがかかっていますし、他に合併症《がっぺいしょう》があっても発見できない場合もあり、手術中、手術後の安全度といった点や、最終的な手術の仕上がりといった点からも、前述の手術時期のほうがより適切なのです。

出生直後に手術をする一番の利点は、お父さん、お母さんの早く手術をしてもらいたいという希望に一致するということです。

ご両親、ご家族とも、手術までの毎日は一日千秋の思いだとは思いますが、子供さんのために頑張って待ってあげて下さい。

Q4 口唇《こうしん》、口蓋裂《こうがいれつ》があると母乳を与えることはできないのですか。

口唇裂、口蓋裂があっても、赤ちゃんにお母さんから母乳をあげることができるようなら、できるだけ母乳をあげて下さい。一般にいわれているように、母乳には人工乳にはない種々の利点がありますし、スキンシップの点からもよいと思います。

しかし、口唇、口蓋裂がある場合で、特殊な乳首（ピジョン、ヌーク、チュチュなどの口蓋裂用）を使用しているお母さんは、人工乳を使わないといけないと考えている方が案外多いようですが、これは誤りです。このような場合でも、お母さんのお乳を搾乳《さくにゅう》して哺乳瓶に入れてあげれば、母乳を飲むことができますし、また、量は少なくても直接母乳を飲めるようなら、そうしてあげて下さい。これは、前述のスキンシップの点で、母子ともによい効果があるからです。

Q5 口唇《こうしん》、口蓋裂《こうがいれつ》がある場合、一回の哺乳量、哺乳時間はどうすればよいのでしょうか。

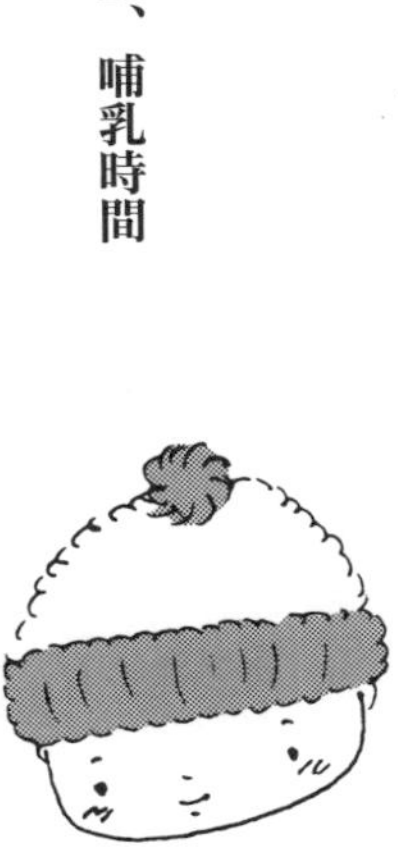

口唇、口蓋裂があるからといって、哺乳量や哺乳時間を特別にする必要はありません。他の子供さんと同じように最初は欲しがるだけあげて下さい。また、ある程度成長したら、定時にあげられるようになります。

ただ、口唇、口蓋裂があるために、飲みたくても十分お乳が飲めない場合は、口蓋裂用の乳首を使用したり、また、これでも不十分な場合、口腔外科で哺乳用の口蓋床《こうがいしょう》を作ってもらう必要があります。

通常の哺乳時間が三十分以上かかるようだと体力的に疲れてしまって、必要な哺乳量がとれていないのに哺乳をやめてしまう場合が多いようです。このような場合、前述のような治療が必要となります。また、哺乳ができていても、乳首が披裂《ひれつ》部にあたって赤くなるような場合も、口蓋床でその部分をおおうことにより改善することもできます。

これらをしても体重増加が十分でないときには、小児科医に診てもらうことが必要です。

Q 6　私の赤ちゃんは、鼻からチューブを入れてミルクをあげていますが、これでよいのですか。

出生後、未熟児のため吸啜力《きゅうてつりょく》（ミルクを吸う力）が弱かったり、下顎《かがく》が小さい赤ちゃん、披裂《ひれつ》の程度の強い赤ちゃんでは鼻からチューブを入れ、胃の中へ直接ミルクを流し込むことがあります。

他に全身に異常のない場合には、小児科、産科、口腔外科などの専門家と相談し、前述の特殊な哺乳瓶を使用して、授乳の姿勢を工夫しながら口から飲ませるように努力してあげて下さい。

披裂の程度によっては、特殊な哺乳瓶だけでは授乳できない場合や、授乳できても能率が悪い場合があります。このような場合に口腔外科ではHotz（ホッツ）型の口蓋床《こうがいしょう》などの装置を作製しますが、これを利用すると、たいていの赤ちゃんは哺乳が可能になります。しかし、一部の赤ちゃんでは吸啜や嚥下《えんげ》（飲み込むこと）に関係した筋肉の発達が弱いなどの理由から、チューブを完全に抜いてしまうことができない場合があります。このような場合、お母さんは、ややもすると授乳の楽な鼻腔栄養《びくうえいよう》にたよりがちで、口から飲ませない場合があります。しかし、この時期に鼻腔栄養を長期間続けると、赤ちゃんは飲むことを忘れてしまって口から飲むことをいやがる場合もあります。また、舌や下顎が運動をしないため、将来の発音の面からもよくありません。ですから、少量でも必ず飲めるだけはまず口から飲ませてあげて、不足した量をチューブから入れるようにして下さい。

また、長期間鼻腔栄養をした方も、多少時間はかかりますが気長に経口へ切り替えていく努力をしていくことをお勧めします。この場合はいきなりチューブを抜いて経口摂取というわけにはいきません。まず赤ちゃん本来の吸啜や嚥下運動を確認し、乳首なども使用してこれらの運動を刺激することも必要です。また、医師と相談のうえ、多少お腹がすいた状態にしてスプーンですこし飲ませたり、口蓋床の形態を工夫したりしていきます。

私達の施設では、ほとんどの方が口蓋裂用哺乳瓶と口蓋床の併用で、鼻腔栄養は行っていませんが、他に病気がある場合などでも小児科と口腔外科がチームを組んで全身状態をチェックしながら、成長に合わせてチューブを抜去していきます。

Q7 口唇《こうしん》、口蓋裂《こうがいれつ》があると、スポーツが不得意になるということはありませんか。

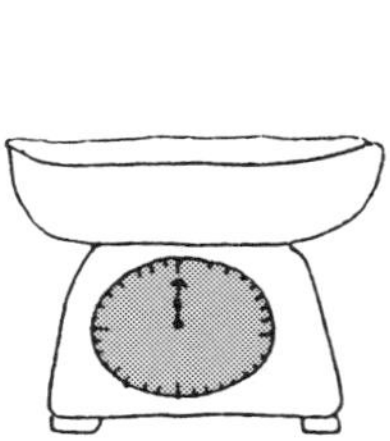

口唇裂や口蓋裂の赤ちゃんでは、手術までの間の体重増加が不良な場合があり、このようなとき、お父さん、お母さんは、この子はちゃんと体が大きく育ちますか?とか、ちゃんと歩行できますか?、将来、スポーツが不得意になることはありませんか? などと心配されます。

一般に、口唇、口蓋裂があると、未手術の場合、哺乳量の不足などにより、一時的に体重が他の子供さん達に比べて少ないことがあります。しかし、たいていの場合、適切な哺乳指導を行うことと、手術によって披裂《ひれつ》を閉鎖し吸啜力《きゅうてつりょく》を増加させることにより、手術後の体重増加は順調になります。そして、ある時期catch up growth（追いつき成長）をして他の子供達に追いついてしまいます。このころになると、かけっことか縄とびなども他の子供さんと同じようにできるようになります。ですから、口唇、口蓋裂があるからといって全身的に発育が悪いということはありません。

Q8 口蓋裂《こうがいれつ》があると言語が遅れて学力が低くなるということはありませんか

脳に合併症《がっぺいしょう》があるとき以外は、学力が低くなるようなことはありません。そのような場合を除いては、口唇裂《こうしんれつ》、または口蓋裂があるからといって精神発達が遅れたり、学力が低くなるということは決してありません。種々の理由で口蓋裂の手術が遅れても、何年か後には言語の数も他の子供さん達にちゃんと追いつくことが知られています。

Q9 病気についていつごろ、どのように説明したらよいですか。

私達の調査では、子供さんが病気について認識し始めるのは、早い子供さんでは二〜三歳からです。これに対して、病気についてある程度説明したと答えたお母さん達は、小学校高学年でも半数程度でした。

このように、現状では多くの子供さん達はこの病気について認識していても、母親からの説明は受けていません。このため、幼稚園や小学校で友人に創痕《そうこん》のことをきかれてもどう説明してよいのかわからず、これがいじめの原因になっている場合もあります。

お母さん達が子供さんに病気のことを説明していないのは、わが子に話をすべきかどうかを判断しかねたり、また、いつごろ、どのように説明したらよいのかわからないという理由によるものがほとんどだと思います。

私達の施設では、このような質問については次のような考え方で対処しています。

まず説明する時期ですが、子供さんが「唇はどうしてこうなっているの?」ときいたり、鏡をみて傷を気にしているような様子がみえたら、すぐ説明するのが望ましいと思います。

両親に、この病気のことを隠したいという気持ちがあると、子供さんは敏感にそれを感じとって、「この話題に触れることは、何か具合の悪いことなのだ」と解釈し、この病気については触れてはいけないと思いこみ、それが、友人との交際面でも態度に出ることになります。

子供さんに「どうして傷跡があるの?」ときかれたら、「それは、お母さんのおなかの中でケガをしたので、病院へ行って治してもらったからですよ」とさらっと説明します。そうすれば、子供さんも納得し、友人に口唇裂《こうしんれつ》のことをきかれても母親から説明されたとおり話すことができ、周りの子供さんも納得するものです。

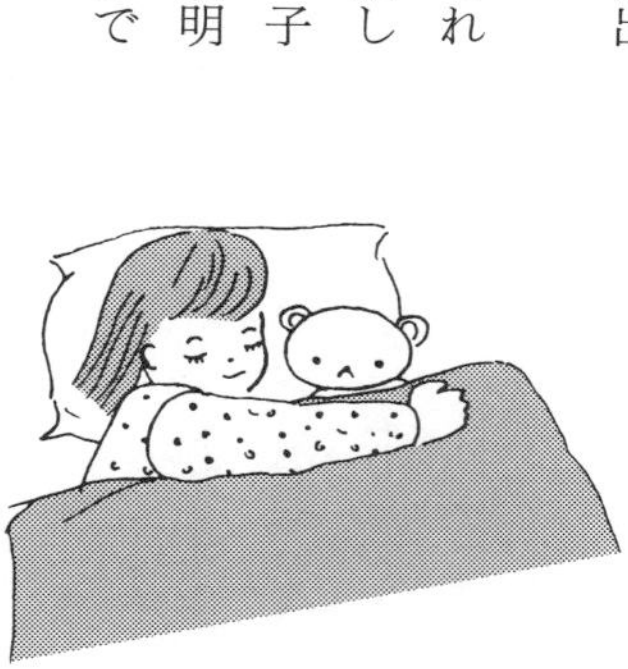

Q10 同じ病気の子供さんをもった人から、経験を聞きたいのですが。

口唇《こうしん》、口蓋裂《こうがいれつ》患者を出産した親や患者の会が各地にあり、種々の活動を行っています。親の会に入会すれば、いろいろな経験を聞くことができます。各地の親の会、患者の会への問い合わせは一七九ページを参照して下さい。また、特定非営利活動法人日本口唇口蓋裂協会では、インターネットの掲示板も行っています。くわしくは一八六ページを参照してください。

Q11 口唇《こうしん》、口蓋裂《こうがいれつ》があると、他に先天的な病気がある確率は高いのですか。

口唇、口蓋裂があるからというよりも、他の先天的な病気の一部として口唇、口蓋裂が発生することがあります。

そのために、心臓などに病気をもっている確率が多少高いという結果になります。ですから、小児科医に十分に診査してもらう必要があります。通常、出産直後に産科、小児科で診査を受けます。また、私達の施設では、口唇、口蓋裂の子供さんはすべて当院の小児科で全身の病気のスクリーニングをしています。これは、出産直後には発見できなかった他の病気がある程度成長することにより、また、何人かの医師がみることにより、発見できる場合があるからです。

こういった点からも、私達の施設では、出生直後の手術は行っていません。

Q12 心臓に異常があるといわれたのですが、口唇裂《こうしんれつ》や口蓋裂《こうがいれつ》の手術は受けられるのですか。

口唇、口蓋裂の子供さんの場合、心疾患が合併していることが比較的多くあります。私達の施設では、これまでにも多くの心疾患を有する子供さん達の手術を行ってきました。ですから、心疾患があるからといって一概に手術ができないということはありません。

心疾患がある場合、心臓外科医、小児科医、麻酔科医と、いつの時期に、また、どのような施設で口唇、口蓋裂の手術をするのが最もよいか、子供さん一人一人についてその症状をみて決定します。ですから、場合によっては人工口蓋床《こうがいしょう》を作製し装着しておいて心臓の手術後に口蓋裂の手術をすることもありますので、前述の一般的な手術時期より多少遅れて手術をする場合もありますが、手術を受けられないということはありません。

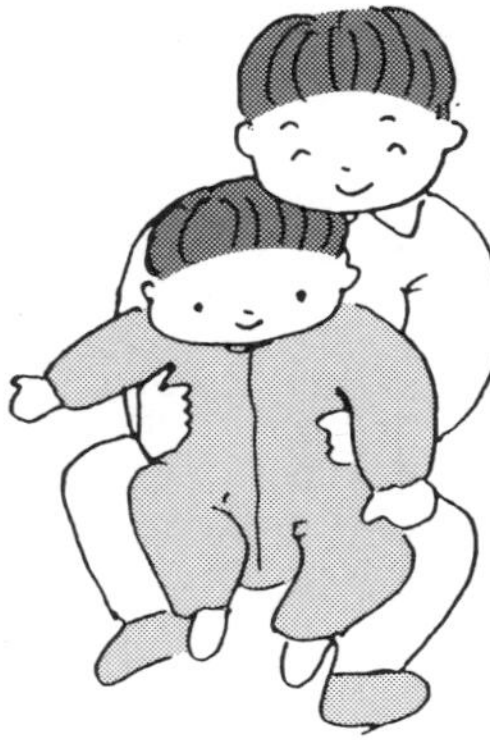

Q13 口唇《こうしん》、口蓋裂《こうがいれつ》がある場合、予防接種を受けるとき、何か注意することがありますか。

乳児は、生後二～三ヵ月から、いろいろな予防接種を受けます。口唇、口蓋裂があるからといって、予防接種において特別な配慮をしてもらう必要はありません。

しかし、予防接種後一ヵ月は、体内で免疫に対する反応がおきていますので、手術時期を多少ずらすことが必要です。また、手術後は担当医に相談して下さい。

Q14 口唇《こうしん》、口蓋裂《こうがいれつ》があると、おならが多いのでしょうか。

口唇、口蓋裂があるからといって排ガス（おなら）が多いということはありません。

しかし、乳児期の子供さんのお母さん方から、上の子供に比べ、排ガスが多いのだけれどといった質問をときどき受けることがあります。

たいていの場合は、哺乳時に披裂《ひれつ》部から空気をいっしょに吸い込んで飲み込んでしまうことにより生じます。この場合、それ自体は特に問題はありませんが、哺乳のさせ方がよくない場合がありますので、一度哺乳についてチェックする必要があります。

赤ちゃんをややおこすようにして、ときどき哺乳を休んでげっぷをさせて下さい。この操作が十分でないと排ガスが多くなったり、ミルクは十分飲んでいないのに空気でおなかがふくれてしまったり、場合によっては吐乳《とにゅう》（お乳を吐くこと）の原因になっている場合があるからです。

Q15 全身麻酔の影響で体に他の障害が生じませんか。

一般的に、全身麻酔を行ったからといって体の他の部分に障害が生じることはありません。しかし、ごくまれに一部の麻酔薬では、肝機能の異常をおこす可能性があることが報告されているので、このような方法で、両側性口唇裂《こうしんれつ》手術を続けて行う場合には二〜三ヵ月ぐらいの間隔をあけたほうが安全です。

現在では、麻酔の技術は著しく進歩しています。専門の麻酔科医にまかせれば心配はいりません。

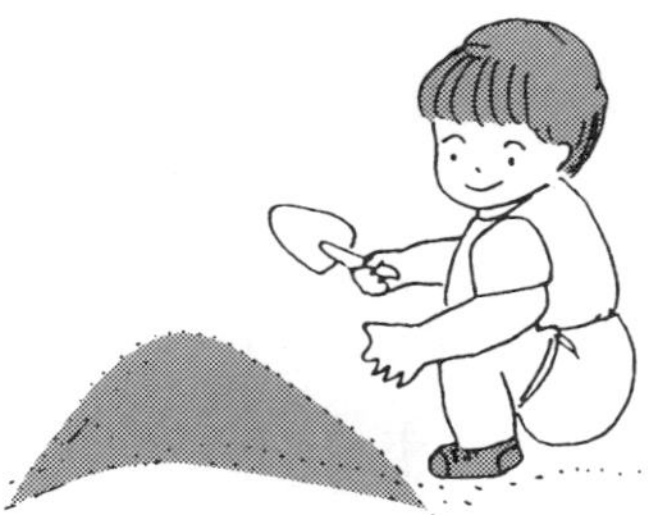

Q16 口唇裂《こうしんれつ》、口蓋裂《こうがいれつ》の手術はどこで受ければよいのですか。

口唇裂、口蓋裂の治療は手術だけでなく、言語、咀嚼《そしゃく》、顎、顔面の発達などを含めて、各科が協力したチーム医療を行わなければなりません。したがって、言語治療、矯正歯科、小児歯科、補綴《ほてつ》歯科、小児科、麻酔科、耳鼻科など、それぞれの専門家によるチーム医療の体制が整っている施設で手術を受けるべきでしょう。

しかし、実際、一般の人々ではどこの病院にチーム医療体制があるのかわかりません。紹介してもらったところが、手術しかしていなくて言語治療や歯列矯正は行っておらず、大変に困ったという話をよく耳にするのも事実です。このようなことが心配な場合、受診したときに治療の内容を十分説明を受けることも大切ですし、保健所に問い合わせたり、地域によっては、口唇、口蓋裂児親の会、勉強会、青年の会に連絡して先輩達の意見を聞くことも参考になると思います。各地の会の連絡については一七九ページを参照して下さい。

Q17 初回手術の費用はどのぐらい必要ですか。

口唇裂、口蓋列の治療費については、ごく一部で、審美的な美容手術であるとして、高額な治療費を請求するところもありますが、ほとんどの施設では健康保険を適用していますし、指定機関では乳児医療が利用できるため、手術に関しては原則的に無料です。また、育成医療の制度もあり、医療費の一部が免除されます。しかし、保護者の方の収入が高額であったり、入院にあたり、特別室や個室を希望されますと、差額ベッドの費用が必要な場合がありますので、手術を受ける前の費用について確認する必要があります。

Q18 入院するとき、個室と大部屋ではどちらがよいのですか。

個室、大部屋ともに利点と欠点があります。また、その病院によって違いがあるため一概にどちらがよいとはいえません。プライバシーと自由が保たれるという点では個室のほうが有利ですが、当然、乳児医療、育成医療では、特別な場合を除いてこの分の費用は補助されません。入院一日につき何千円とか、場合によっては何万円も自己負担することになります。

大部屋の利点としては、患者さんやお母さん同士の交流がしやすいという点があります。入院しますと、通常は診察、検査などのために、手術までに三〜四日の余裕があります。そうすると、わが子の手術の前に同じ部屋の手術を受けた他の赤ちゃん達の状態をみたり聞いたりできるわけですが、これは家族、特にお母さんにとっては大変参考になるようです。また、二週間前後の入院期間中に同じ病気の子供さんをもつお母さんといろいろ話し合い、退院後も連絡をとり合ったりしている方もいらっしゃいます。

すこし大きい患者の場合には、子供同士が友達になり交流をしたり、定期検診の日を合わせて病院で再会するといった風景もみられます。このような点からは大部屋が有利だといえます。

Q19　育成医療とは何ですか。また、何歳まで適用されるのですか。

十八歳未満の児童が、下記の疾患において、厚生労働省より育成医療機関として指定を受けた施設で治療を受ける場合に、患者の自己負担の一部、または全部が補助されるものです。

〔育成医療の対象となる疾患群〕

肢体不自由《したいふじゆう》、視覚障害《しかくしょうがい》、聴覚平衡機能障害《ちょうかくへいこうきのうしょうがい》、音声言語機能障害、心臓障害（手術を要するものに限る）、慢性腎臓障害（透析《とうせき》療法を行うものに限る）、その他の内臓障害（先天性で手術を要するものに限る）。

〔負　担　金〕

原則として医療費の一割を負担していただきます。ただし、世帯の所得状況に応じて負担上限額が設けられますので、所轄の官庁に問い合わせて下さい。

Q20 育成医療を使用すると医療費は無料になるのですか。

平成二十一年四月現在、所得税の支払額に応じて、医療費（保険の自己負担分）の一部を患者様に負担して頂いております。

但し、住民税、所得税の納付義務がない場合には、全額補助を受けることができます。詳しいことは、所轄の保健所にお問い合わせください。なお、一定所得以上の方は育成医療を受けられません。

Q21 障害者手帳は口唇《こうしん》、口蓋裂《こうがいれつ》の場合にも受けられるのですか。

最近、多くの人々の努力により口唇、口蓋裂という疾患

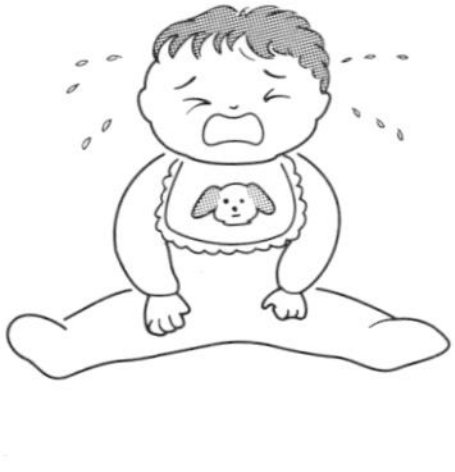

名でも障害者手帳を受けられるようになりました。

しかし、口唇、口蓋裂の人すべてにではなく、更生《こうせい》医療《いりょう》（身体障害者福祉法）では、口唇、口蓋裂患者で術後に著しい咀嚼《そしゃく》障害《しょうがい》を認めると診断された場合に適応されるとしています。現状では申請を希望されたすべての方に手帳が交付されるわけではありませんので詳しくは担当医にご相談下さい。

現在、口唇、口蓋裂の親の会では、希望されたすべての方に身体障害者手帳が交付されるようになることを活動の目標の一つにしています。

〔申 請 手 続〕

所在地の福祉事務所で、身体障害者手帳申請に関する、① 歯科医師診断書、② 身体障害者診断書の書式を受け取り、①を指定を受けた口腔外科（病院によっては矯正《きょうせい》歯科）に提出して記入を受け、①、②の書類を身体障害者福祉法第五条指定医師（指定を受けた耳鼻科医）に提出して②の記入を受け、それを福祉事務所に提出します。これらの手続きにより都道府県知事から身体障害者手帳が発行されます。

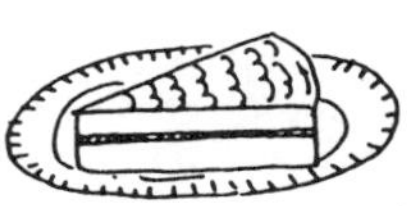

Q22 術後、創部の赤味はいつごろとれますか。

手術創の発赤（赤味）や硬結《こうけつ》（創の周りが硬くなること）の消失には、個人差がありますので、一概にいつごろとはいえませんが、一般に、赤味は三ヵ月〜一年程度で消失していきます。ただし、発赤の程度や、創痕《そうこん》（傷跡）の肥厚《ひこう》が手術後さらに増してくる場合には、いわゆるケロイド体質、肥厚性瘢痕《ひこうせいはんこん》などが疑われます。最近では種々のドレッシング材や内服薬などもありますので、この場合は担当医の診察を受けたほうがよいでしょう。

Q23 体重が少なくて口蓋裂《こうがいれつ》の手術を受けるのが遅くなりそうです。将来、言語や学力に影響はないですか。

私達の施設では、口蓋裂の手術は体重十キログラム、年齢一歳六ヵ月を一つの目安としています。しかし、これはあくまで一応の目安で、患者一人一人の状態により大きく異なります。たとえば、二歳を過ぎても体重が十キログラムにならない場合、他に病気があり、その治療が優先して行われる場合など、さまざまです。

いろいろな理由で手術が遅れると、お母さんはその後の言語や学力に与える影響を心配されるようですが、私達の経験では、手術が多少遅れても言葉の発達が多少遅れるだけで、小学校に入学する前には、ほとんどの子供さんは遅れをとり戻しています。

ですから、手術の遅れが学力や言語に決定的な影響を与えるということはありません。しかし、なんらかの理由（粘膜下裂《ねんまくかれつ》などで病気の発見が遅れたり）で口蓋裂の手術が小学、中学、場合によっては思春期まで行われなかった人の場合には、発音の習癖《しゅうへき》（くせ）がなかなかとれず、手術をしてもすぐには言語が改善されず、言語治療に時間を要することも事実です。

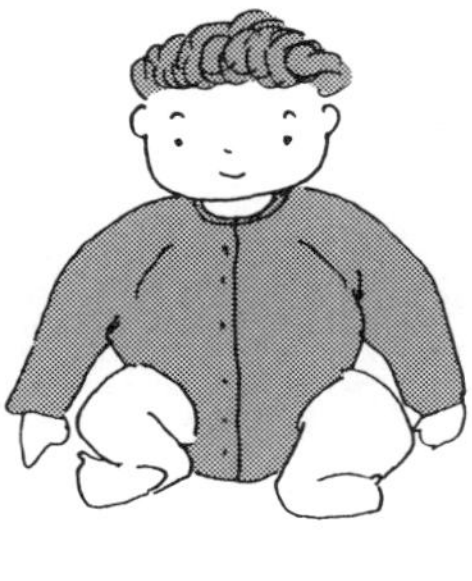

Q 24 口蓋裂《こうがいれつ》の手術を受けても言語治療は必要ですか。

口蓋裂の手術を行った子供さんの大部分は、特に言語治療を受けなくても正常な鼻咽腔閉鎖機能《びいんくうへいさきのう》（口と鼻の間を閉じる機能）を獲得することができます。

しかし、一部には開鼻声《かいびせい》（話すとき、空気が鼻に漏れた声）を残す子供さんがいます。また、開鼻声はなくても歯列不正《しれつふせい》、歯列狭窄《しれつきょうさく》（歯のならびが悪いこと）に起因するとされる口蓋化構音《こうがいかこうおん》（舌尖の位置が不正でサ行、タ行音などが歪むこと）の出現する子供さんもあるので、一応は、すべての子供さんが言語治療のチェックを受ける必要があります。

また、歯がはえかわったり、矯正《きょうせい》装置が入ったりして言語がすこしおかしくなったと思ったら、一度原因を言語聴覚士《ちょうかくし》に調べてもらうとよいでしょう。

私達の施設では、口蓋裂の手術の前より口唇口蓋裂センターと共に言語聴覚外来部門に登録し、言語治療についてのオリエンテーションや発達検査などを行っています。

実際に言語治療を必要とするかどうか、また、いつごろから言語治療を開始するかについては、個々の子供さんにより異なりますが、一般に三歳半ごろまでに言語治療の必要の有無がわかる場合が多いようです。必要に応じ聴覚検査も行います。

手術を受けた病院に言語治療室がない場合は、他の施設の言語聴覚士に経過をみてもらうことになりますが、すべての言語聴覚士が口蓋裂言語を専門としているわけではないので、担当医とよく相談し、居住地域に近い施設の紹介を受けるべきでしょう。また、私達の施設の言語部門では、我が国で唯一口蓋裂専門の言語聴覚士のみで国の施設基準Iの認定をうけると共に、中部地方最初の言語聴覚士養成大学を有しており、口蓋裂言語に関するすべての専門スタッフを有しております。他の施設で手術を行った方の言語治療も行っており、居住地域によっては最寄りの施設を紹介すると共に、定期的な言語評価やセカンドオピニオンも行っています。

Q25 口蓋裂《こうがいれつ》の手術のあと、家庭で何か訓練することがありますか。

口蓋裂の手術をしたあと、私達の施設では、母親教室で言語治療のオリエンテーションを行い、その後、定期的に診査をし、必要があればそのときどきに言語聴覚士が指示をしてくれますからそれに従って下さい。個人差もあるので、どのような訓練をしなければならないといった画一的なものはありません。

一般的には、手術後、一ヵ月ぐらいの間はまだ組織が軟弱で出血しやすい状態なので、保護床《ほごしょう》を使用したり、カドのあるような硬い食品はさけるべきです。

術後一ヵ月を過ぎたころには傷跡もきれいになりますので、他の子供さんと同じように食べ物を与えてもかまいません。

また、この時期から、吹いたり、吸ったりするようなことを遊びでさせると、鼻咽腔《びいんくう》を閉鎖す

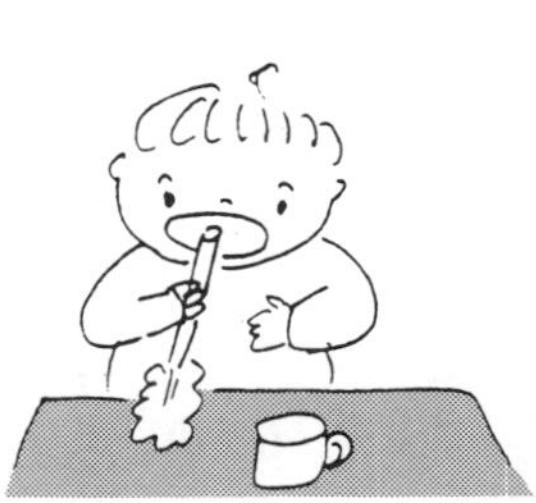

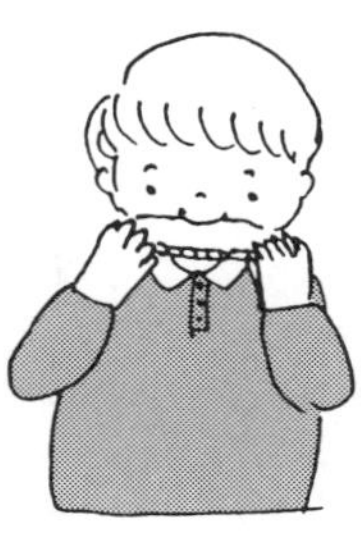

る筋肉の訓練になるので、言語訓練の助けになります。具体的には、ハーモニカ、笛、ヘビ笛など、吹いたり、吸ったりする物ならなんでも結構です。また、近い距離からろうそくの火を吹き消し、しだいに遠い距離でも吹き消しができるように訓練すると、鼻咽腔《びいんくう》を閉鎖する筋肉が有効に動くようになります。

また、ジュースを飲むときはストローを使うよう心掛けたり、上を向いてガラガラとうがいをするような動作も有効で、このようなちょっとした遊びや、日常習慣を家庭でしていただくことは、家庭で行うよい言語訓練といえます。

Q26 口蓋裂《こうがいれつ》の手術を受けたのに食べ物が鼻からもれるのですが。

口蓋（上あごの部分）が完全に閉鎖されている場合：手術で完全に披裂《ひれつ》が閉鎖されていて、軟口蓋《なんこうがい》の動きもよいのに、手術後、鼻もれを生ずることがあります。これは、手術後、鼻咽腔閉鎖機能《びいんくうへいさきのう》(口と鼻の間を閉じる機能)がまだ不十分で、食物摂取のときに鼻咽腔をうまく閉鎖できないためにおきるのであって、これは、ほとんどの場合、軟口蓋の筋肉の動きがよくなるにつれ、しだいに改善されていくので、心配する必要はありません。

口蓋部に孔が生じている場合：口蓋裂の手術は、鼻咽腔閉鎖機能を獲得することが最大の目的であり、このため、口蓋の粘膜、筋肉の大部分を後方へ移動する手術が行われます。したがって、披裂の大きな場合には、組織不足による孔を前方に生じる場合があります。

この孔が大きい場合、食物の鼻もれや、食物残渣の停滞による悪臭の原因となります。この孔は相当大きなものでも閉鎖は可能なので心配はいりません。しかし、早期に閉鎖しても、矯正《きょうせい》歯科治療で歯列の側方拡大を行うと、再度孔ができることもありうるので、鼻もれや発音上で問題があれば、まず閉鎖床を使用し、ある程度成長してから閉鎖手術を行ったほうがよいでしょう。

Q27 口唇裂《こうしんれつ》、口蓋裂《こうがいれつ》の場合、手術は何回まで可能ですか。

口唇裂、口蓋裂とも手術の回数に制限はありませんし、二回目の手術からは健康保健や育成医療などがきかないということもありません。しかし、基本的には最小限の手術で最高の効果をあげるのが原則であり、あまり回数が多いのはよいとはいえません。手術回数を重ねるほど、組織量は不足し、顎の発育が悪くなりますから、手術の適応については専門医と十分に話し合って下さい。

Q28 口唇裂《こうしんれつ》の修正手術の時期はいつごろがよいのですか。

手術回数はできるだけ少ないほうがよいのですが、披裂《ひれつ》の大きさ、中間顎（上あごの前歯の部分）の変位、鼻翼軟骨《びよくなんこつ》の変位、瘢痕《はんこん》のできやすい体質などによっては、口唇の非対称、瘢痕、鼻変形、上顎の劣成長、顔面発育不全などのさけがたい場合も多くあります。そして、それらの状態に応じて手術の適応時期は異なっており、一概に最適時期はいつごろとはいえませんが、私達の施設では次のような規準で修正手術を行っています。

口唇の変形：Cupid弓（口唇中央の富士山型の山）の左右非対称、赤唇縁《せきしんえん》のズレ、赤唇の厚さの左右の非対称、人中の非対称、手術創の瘢痕など、口唇部に限局した手術であれば、比較的低年齢でも手術は可能です。このような場合には、一般的に子供さんの社会生活などを考慮し、小学校に入学する一年くらい前に手術を行っています。

鼻変形：口唇裂の一次手術直後はよい外形を示す鼻も、成長とともに患側の扁平化を生じ、鼻孔の左右非対称を生ずることがあります。このような鼻変形は、鼻翼軟骨、顎骨、鼻中隔《びちゅうかく》の変位・変形・劣成長などによっておこるもので、披裂の状態によっては防ぎえない場合があります。この場合、低年齢で修正手術を行っても個体の成長に伴って鼻変形が再発することも多いので、私達の施設では十六歳以降にこの修正手術を行っています。しかし、鼻変形の程度が著しく、ご両親の希望が強い場合には、軟骨に侵襲《しんしゅう》を加えないような軽度の修正手術を低年齢で行う場合もあります。

顎変形：顎の劣成長に対する中心的な治療は矯正《きょうせい》歯科治療で行われます。安易に低年齢で外科的矯正を行うことは勧められません。顎の成長が完了し（一般に十六歳以降）、矯正歯科治療を行ってもなお顎の変形が著しい場合には矯正科、補綴《ほてつ》科などと相談のうえ、上顎、下顎、あるいは上下顎の骨切り手術が行われます。

Q29　口唇裂のみの子供さんの場合、言語に問題が生ずることがありますか。

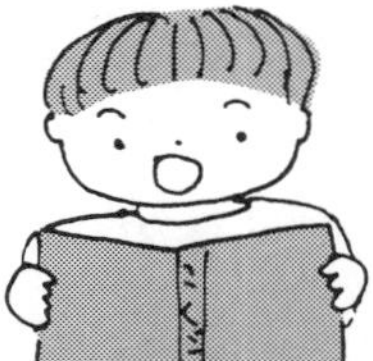

口唇裂のみの子供さんの場合、口唇の手術をすればほとんど言語治療の必要はありません。

ごくまれに歯のはえる場所の異常によって、発音するときの舌の位置（構音点）が不正になり、サ行、タ行などの音に構音障害を生じて赤ちゃん言葉に似た舌たらずの言葉になる場合があります。

私達の施設では、口唇裂のみの子供さんの場合には、特に言語治療の定期検診は行わず、一般の定期検診で発音異常のスクリーニングも行っています。この場合のチェックで構音異常があれば、乳歯列期であっても矯正歯科治療を行います。そういった意味からの定期検診は重要ですし、また、歯のはえる時期、はえかわる時期に子供さんの発音の異常に気付いたら、専門家にみてもらいましょう。

Q30 スピーチエイドとは何ですか。

口蓋裂《こうがいれつ》の手術のあとに鼻咽腔閉鎖機能不全《びいんくうへいさきのうふぜん》がある場合、すなわち手術後も鼻もれの強い場合の発音を補助する装置のことです。

ですから、口蓋裂の子供さんのすべてがこの装置を使用するわけではありません。言語の定期検診で鼻もれがある場合、このスピーチエイドを作製し、言葉の悪い癖がつかないようにして言語治療をします。閉鎖機能不全が軽度の場合は、再手術をしなくてもスピーチエイドにより訓練しただけで正しい発音ができることもあります。また、再手術を行う場合でも、私達の経験から、スピーチエイドで訓練していた子供さんは、していない子供さんに比べ、手術後、早期に言語が改善し、手術結果も良好です。

また、全身状態などの理由で再手術などができない子供さんの場合は、長期間に渡って使用することになりますが、この装置によって正常発音は可能になります。

スピーチエイドの他にもパラタルリフト、特殊なオブチュレイターなどの言語治療用の補助装置がありますが、これらはすべて一人一人の状態を診査し作製されます。技術的に高度なため、言語聴覚《ちょうかく》士と口腔外科医と補綴《ほてつ》歯科医のチーム医療を行っている施設に限られているのが現状です。

言語に多少異常があるからといって、すぐ手術をするというのではなく、口蓋裂の言語専門の言語聴覚士に診てもらい、原因は何によるのか、スピーチエイドなどの訓練装置のみで治るのかどうか、また、顎や歯の位置の異常で矯正《きょうせい》歯科治療を受けることにより治るのかどうかなどを検討したうえで再手術を決定しています。

Q31 アデノイドの手術をすると、発音に異常をおこすのですか。

アデノイドの手術をすると、発音に異常をおこす可能性が知られています。口蓋裂《こうがいれつ》の子供さんの場合、アデノイドの膨隆が鼻《び》咽腔《いんくう》閉鎖《へいさ》機能《きのう》に関与していることがあり、これをとってしまうことにより鼻もれの言語になることがあります。

ですから、アデノイドの手術については、このような点も含め、耳鼻科医と十分に相談して下さい。

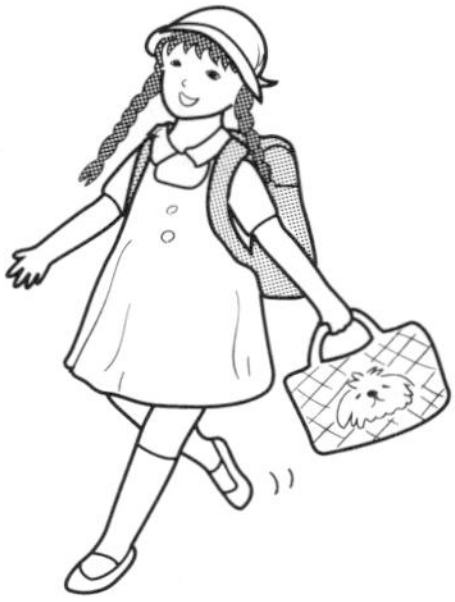

Q32 口蓋裂《こうがいれつ》があると、下顎（下あご）や舌の動きに異常を生ずることがありますか。

口蓋裂があっても、下顎の運動に異常を生ずることはありませんが、舌が披裂部《ひれつ》に陥入するため、上顎骨《じょうがくこつ》が偏位するようになります。

また、ピエール・ロバン症候群という病気の場合、先天的に下あごが小さく、口蓋裂も伴っていることが多いので、この場合には、舌の位置が後方になり、呼吸障害を生ずる場合があります。このような場合でも、前述の人工口蓋床《こうがいしょう》を作製することにより、舌の披裂への陥入を防ぎ舌の位置を正常位にすることができるため、この呼吸障害は改善されてきています。

Q33 発音に異常がある場合、外から見て異常がなくても口蓋裂《こうがいれつ》の場合があるのでしょうか。

外見上は正常な口蓋の形をしていても、粘膜の下で筋肉が断裂している場合があります。これを粘膜下口蓋裂《ねんまくかこうがいれつ》といいます。

粘膜下口蓋裂の場合、鼻咽腔閉鎖《びいんくうへいさ》が不十分な場合が多いので、手術の適応となります。また、これとは別に、軟口蓋《なんこうがい》が極端に短かったり、筋肉の形成不全や麻痺がある場合も発音に異常を生じる原因となります。

このような場合、言語聴覚士、口腔外科医、耳鼻科医などの専門家に相談してみて下さい。何年も発音異常の原因がわからずに放置されていた子供さんが、実は粘膜下裂があることがわかり、手術により正常な言語を獲得できたという場合も多くあります。

Q34 口蓋裂《こうがいれつ》の手術を受けたあとに孔が残っています。将来、発音異常の原因になりませんか。

孔のあいている場所、大きさによっても異なりますが、小さなものなら影響はありません。五ミリメートル以上あるようだと場所によっては発音に影響する場合があります。

このような場合、応急的には閉鎖床《へいさしょう》を使用しますが、前にも述べたように最終的には手術によって孔を閉鎖することが可能ですから心配いりません。

孔をふさぐ時期ですが、上顎が狭窄しているのに早期に孔をふさぐと、矯正《きょうせい》歯科治療で再度孔ができる場合があるので、まず閉鎖床でカバーして、矯正歯科治療が終了してから閉鎖手術を行うのがよいでしょう。これについては、口腔外科医、矯正歯科医とよく相談するのがよいと思います。

Q35 口唇《こうしん》、口蓋裂《こうがいれつ》の治療のためにレントゲン写真をとることは害にならないのですか。

口唇、口蓋裂の治療をするとき、種々のレントゲン写真をとる必要があります。

手術の前には胸のレントゲンをとります。口の病気なのにどうして胸の写真をとるのかといいますと、胸の写真には、子供さんを手術するうえで必要な心臓の異常、肺の異常、骨格の異常の有無など、さまざまな情報が得られるからです。

また、すこし大きくなって頭蓋のレントゲン写真を定期的にとります。これは頭部、顎の発育を診査して治療の必要の有無などをみるためです。

このように、レントゲン写真は、治療をするうえで不可欠です。放射線（レントゲン）の被曝による体への影響を心配するお母さんがいますが、通常、口唇、口蓋裂の診断のためのX線の被曝量では、体に影響はありません。

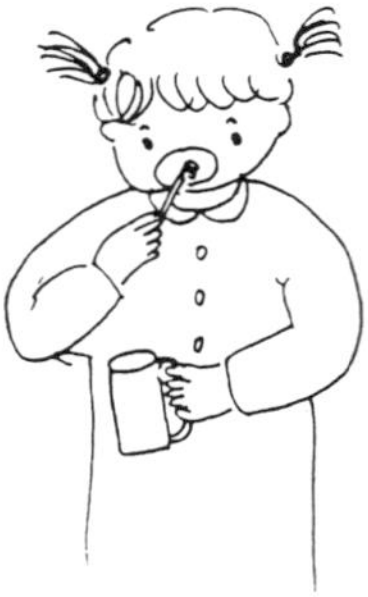

Q36 口唇《こうしん》、口蓋裂《こうがいれつ》の子供は虫歯になりやすいのですか。

口唇、口蓋裂があると、歯や口蓋の形態、歯ならびの不良などのために歯みがきが十分できず、虫歯になりやすいといわれています。

しかし、十分に口腔内の清掃を心掛ければ虫歯にはなりません。虫歯があると将来の矯正《きょうせい》歯科治療のうえでも問題が生じてきます。ですから、小児歯科、口腔衛生科などで歯みがきの個人指導や、食事指導を受け、虫歯のない子供に育てたいものです。

Q37 口唇《こうしん》、口蓋裂《こうがいれつ》がある場合、フッ素塗布をすることはできますか。

もちろん手術後は他の子供さん達と同じようにフッ素塗布をしてもらって下さい。また、口蓋裂が未手術でもフッ素塗布は可能です。この場合、特に特別な施設の小児歯科へ行く必要はありませんが、まれに処置してもらえない歯科医院もあるようなので、そのときは口唇、口蓋裂治療のチームの中に入っている小児歯科へ行って下さい。

Q38 披裂《ひれつ》部に萌出《ほうしゅう》した形態異常の歯や、位置異常の歯は早期に抜歯したほうがよいのですか。

披裂部では、形態や位置の異常を伴う歯がみられることが多いのですが、早期の抜歯は勧められません。それは、歯根が育つことによって顎もいっしょに育つからです。

私達の施設では、その歯が舌を傷つけたり、発音の異常の原因になる場合以外はできる限り残すようにしています。しかし、この部位の歯はちょっと手をぬくと歯の汚れが残り、虫歯になりやすいので十分に気をつけてあげて下さい。

Q39 披裂《ひれつ》のあった場所に歯ははえてきますか。

披裂の部分では歯の欠如、歯の形態異常、萌出位置の異常などがみられる場合があります。しかし、最近では歯科医学が発達しているので、歯の欠如や形態の異常に対しては補綴《ほてつ》歯科治療で、萌出位置の異常については矯正《きょうせい》歯科治療で治すことができます。

Q40 乳歯列でも入れ歯を入れることができますか。

乳歯列の子供さんの場合でも入れ歯を入れることは可能です。どのようなときに入れ歯を入れるのかというと、前歯が先天的、または後天的に欠損していて言語治療上必要な場合、将来、永久歯がはえてくるまでに時間がかかり、永久歯がはえるスペースを確保（保隙《ほげき》）する必要がある場合、歯の欠損があり、咬合が不十分な場合、または、前歯部の欠損などが子供さんに心理的に強く影響しているような場合などがあげられます。

Q41 小学校に入ってから発音が悪くなるということはありますか。

口蓋裂《こうがいれつ》の手術後、特に言語治療もしないでちゃんとお話ができるようになったのに、小学校に入ってから、周囲の人達から発音がおかしいと指摘される場合がまれにあります。お母さんは、毎日、わが子の発音に聞き慣れているので、案外気づかない場合が多いのですが、この場合、たいていは顎の発育や、歯の萌出位置の異常により舌の構音点が移動することによっておこる発音の異常（口蓋化構音《こうがいかこうおん》）が多いわけですが、このような場合は、言語聴覚士《ちょうかく》、口腔外科医にみてもらう必要があります。また、矯正装置《きょうせい》を新しいものにかえた直後に異常構音を生ずる場合があります。装置を入れて一週間程度たって、装置に慣れても異常構音が続くようなら、装置の形態を改善する必要があるかもしれませんので、矯正歯科医、言語聴覚士に相談して下さい。

まれですが、アデノイドの摘出手術を受けた場合などに言語が鼻にぬけるようになる場合があります。このような場合、スピーチエイドなどを使用して、新しい環境に則した言語治療が必要になります。このような場合でも、ほとんどは、言語治療のみで発音は改善しますので、まず言語治療を受けてそれでも改善しないときに再手術を考えます。

Q42 口蓋裂《こうがいれつ》がある場合、中耳炎にかかりやすいのですか。

一般に、口蓋裂を有する場合、中耳炎にかかりやすいことが知られています。田坂らの報告ですと、口蓋裂の患者さんの三十二パーセントが滲出《しんしゅつ》性中耳炎にかかっており、慢性中耳炎、癒着《ゆちゃく》性中耳炎なども含めた耳疾患保有率は四十四・五パーセントになると発表されています。これは口蓋裂による口蓋帆張筋《こうがいはんちょうきん》（口蓋と咽頭にある筋肉）の先天的な低形成や、筋力不足が原因で、耳管咽頭口（耳と口とをつなぐ管の入口）が開大不全や耳管通過不全がおこるためと考えられています。

Q43 口唇《こうしん》、口蓋裂《こうがいれつ》があると鼻出血をおこしやすいのですか。

口唇、口蓋裂がある場合、鼻出血をおこしやすいのは、鼻中隔彎曲症《びちゅうかくわんきょくしょう》、下鼻甲介肥大《かびこうかいひだい》、肥厚性《ひこうせい》鼻炎《びえん》など、種々の原因によると考えられています。

口蓋裂の手術の直後でなければ、大半は圧迫などの対症療法で止血し、成長に伴い鼻出血は少なくなってきますが、頻回の出血、または出血量が多い場合などは、耳鼻科医に受診する必要があります。

Q44 口蓋裂《こうがいれつ》があると嗅覚《しゅうかく》にも異常がでるのですか。

口蓋裂の人が、鼻炎《びえん》や副鼻腔炎《ふくびくうえん》に長期間罹患した場合、嗅覚に異常を示す可能性があることが知られています。

しかし、その障害の程度は軽度であると考えられています。石川らの報告では、嗅覚障害を認めたものの、その多くは軽度嗅覚障害であったと述べています。

Q45 鼻がつまりやすいのはどうしてですか。

口蓋裂《こうがいれつ》、特に完全口蓋裂の場合は、披裂《ひれつ》があるために下鼻甲介《かびこうかい》が肥大しており、口蓋裂手術後に下鼻道《かびどう》が狭くなり鼻づまりをおこすことがあります。また、上顎骨の偏位により鼻中隔《びちゅうかく》が彎曲しやすいので鼻づまりをおこすこともあります。

いずれにせよ、程度がひどい場合は耳鼻科へ受診する必要があります。

Q46 歯列矯正《しれつきょうせい》の治療開始時期はいつごろが適当ですか。

矯正歯科治療の開始時期は、咬合（咬み合わせ）の状態に個人差があるので一概にはいつごろがよいとはいえません。

上顎の劣成長の著しい場合には乳歯列期から矯正歯科治療を開始する必要があります。また、この時期に矯正歯科治療を行う理由の一つとして、言語治療上、上顎（上あご）の形態や歯の位置異常の改善などを必要とすることがあります。しかし、一般的には上顎や下顎の大きさや位置的に不調和のない場合は、十二歳前後から矯正歯科治療を開始する子供さんが多いようです。

いずれにしろ、矯正歯科治療の開始時期は、矯正歯科専門医、口腔外科医、言語聴覚士《ちょうかく》などと相談のうえ決定されますが、その後の外科的矯正、最終補綴《ほてつ》などとの関連から、時期が変動する場合もあるので、一概に口蓋裂の矯正歯科治療時期を決定することはできません。こういった点からも定期検診が重要となります。

Q47 幼児期に矯正《きょうせい》装置を入れると言語治療がやりにくいのではありませんか。

乳歯列期に矯正歯科治療を必要とする子供さんの場合、言語治療を並行して行わなければならないことが往々にしてあります。この場合、歯列の拡大などが言語治療効果を高めることが多いのですが、反面、矯正装置の種類によっては装置自体が言語の障害となることがあります。

しかし、ほとんどのケースでは矯正装置の形態を考慮することにより、言語治療の妨げにならないよう改善することができます。通常、装置を入れ、一週間程度で子供さんは装置の形に慣れ、言語も装着前と同じ状態に戻りますが、言語に歪みが認められるようなら、一度、言語聴覚士、口腔外科医に相談して下さい。

Q48 矯正《きょうせい》歯科治療にも育成医療制度や健康保険の制度は適用されるのですか。

矯正歯科治療は、かつてはすべて自由診療で、相当高額な治療費が必要で、患者さんや家族の大きな負担になっていました。しかし、口唇、口蓋裂児の親の会の人々や、これに協力する多くの人々の努力により、二十二年ほど前から、矯正歯科治療の保険適用、育成医療の適用が認められるようになりました。

ですから、保険医の登録をしている矯正歯科医では、保険による矯正歯科治療を受けられます。この場合、自己負担は他の病気と同じです。さらに、その施設が育成医療（十八歳以上では更生医療）の認可を受けていれば、この自己負担分についても地方自治体が補助してくれます。

いずれにせよ、矯正歯科治療に関しては、治療に入る前に自由診療なのか保険診療なのか、育成医療の制度が受けられるのかなどを確認しておかなければなりません。また、手術をした施設から、手術の内容などを記入した紹介状（診療情報提供者）を書いてもらうとよいでしょう。

Q49 矯正《きょうせい》歯科治療をすると口蓋に孔があいたり、孔が大きくなったりすることはありませんか。

矯正歯科治療により上顎を拡大すると、口蓋の孔（穴）が大きくなったり、いままで肉眼的には閉鎖しているようにみえた口蓋に孔を生じてくることがあります。

しかし、顎を拡大するうえで、しかたのないことなのです。拡大の途中で、孔をふさぐ手術を希望される場合が多いのですが、これはふさがないほうがよいと思います。拡大の途中では、通常は瘻孔《ろうこう》閉鎖の装置で孔をふさぎ、拡大が終了したら手術で孔をふさぎます。

家族の方は、矯正歯科治療中に孔が拡大してくると大変びっくりされますが、舌弁《ぜっぺん》、島状《とうじょう》粘膜弁を利用すれば大きな孔も閉鎖することが可能ですから心配いりません。矯正歯科の先生に上顎拡大を十分に行っていただいたあとに口腔外科で閉鎖手術をしてもらって下さい。

Q 50 矯正《きょうせい》歯科治療は何年ぐらいかかりますか。

歯や顎の状態により異なります。早く治療を開始したからといって早く治療が完了するとも一

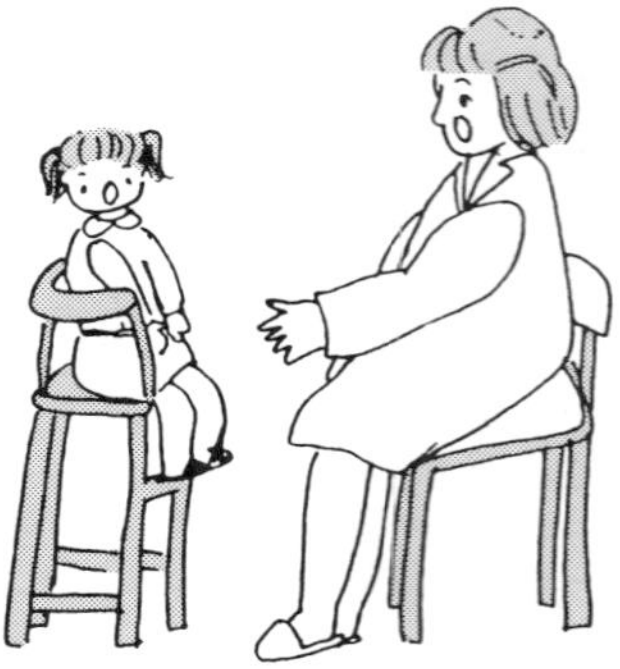

概にはいえません。

前述のように、言語に影響を与えたり、著しい咬合不全があり、阻嚼《そしやく》が十分できなかったり、将来の顎、顔面発育に著しい悪影響が出ると考えられるような場合には、乳歯列期《にゆうしれつき》（三～四歳）から矯正歯科治療を開始することがあり、この場合は治療期間が十年以上になることもあります。しかし、一般的には十歳を過ぎてから治療を始める場合が多いので、成長が完了するまで五～六年の期間を要する場合が多いようです。

Q51 口唇《こうしん》、口蓋裂《こうがいれつ》の子供は下顎前突（うけ口）になりやすいのですか。

口唇、口蓋裂がある子供さんの場合、特に下顎の発育に過成長はみられません。しかし、上顎は本来の成長の遅れと手術の影響とが重複して劣成長を生じることが多いので、相対的に下顎が出た感じになり、うけ口になる場合があります。ですから、定期的に顎の印象（かた）やレントゲン写真をとったりして顎骨の発育状態をチェックし、最もよい時期を選んで矯正《きようせい》歯科治療を開始することになります。

このような治療を行ってもうけ口が残る場合は、顎の成長が完了する時期まで待って、上顎、下顎を切る手術によって咬合を改善することになります。

Q52 補綴《ほてつ》歯科治療とはどんなことをするのですか。

補綴《ほてつ》歯科治療とは、歯の欠損や歯の形態の異常を人工物（義歯）で補ってやる治療のことで、一般に考えられている歯科治療の多くはこの補綴歯科治療に入ります。

口唇、口蓋裂の患者さんの場合、歯の形態や欠損、場合によっては顎の一部分も人工的に作製します。

歯科の技術は向上しているので、補綴歯科治療を受けた歯や顎は、一見、自然のものと区別がつかないくらいに治すことができます。

しかし、この補綴歯科治療の中で技術的に高度なものについては、口唇、口蓋裂の治療であっても保険制度で認められていないものもあり、完全な治療を受けようとすると自己負担が相当多額に必要な場合があります。

現在、口唇、口蓋裂児の親の会の活動の大きな目標の一つに、全面的な補綴歯科治療の保険適用、育成医療の適用の実現があります。なんとか早くその実現をみたいものです。

Q53 補綴《ほてつ》歯科治療に育成医療は適用されるのですか。

前述のように、口唇《こうしん》、口蓋裂《こうがいれつ》に高度な技術を必要とする補綴歯科治療は、口唇、口蓋裂があっても育成医療、更生医療の適用が認められていません。

通常の保険治療でできる範囲以外のインプラントなど高度な治療においては、自己負担しなければならないので、補綴歯科治療をする場合には、保険治療で可能なのか、自己負担はどの程度なのか、治療開始前によく補綴歯科医と相談して下さい。

Q54　十八歳以上の場合、二次手術の費用はどのくらいかかりますか。

十八歳以上では育成医療の適用外となるので、特別な場合を除いて、治療費の一部負担が必要になります。

負担額は加入している保険により異なりますし、また、手術の内容、入院期間、検査、投薬などに差異があります。私達の施設での十八歳以上の口唇鼻翼《こうしんびよく》形成を概算すると、次のようになります（平成二十一年四月現在）。

保険点数として――　四五、〇〇〇～　六〇、〇〇〇点
一割負担の場合――　四五、〇〇〇～　六〇、〇〇〇円
二割負担の場合――　九〇、〇〇〇～一二〇、〇〇〇円
三割負担の場合――一三五、〇〇〇～一八〇、〇〇〇円

これはあくまで概算であり、特別室や個室を希望した場合の費用は含まれていません。また美容外科などで自費の手術を受けた場合、費用は個々の病院で相当に差異があります。

Q55 口唇《こうしん》、口蓋裂《こうがいれつ》の原因は遺伝なのですか。

赤ちゃんが口唇、口蓋裂であったとき、最も多く出る質問は、原因は？　遺伝ですか？　です。わが国では、約五〇〇〜六〇〇人に一人の割合で口唇、口蓋裂の赤ちゃんが生まれていますが、これは白人の八〇〇〜一、〇〇〇人に一人、黒人の一、〇〇〇〜一、八〇〇人に一人に比較して非常に高率で、外表奇形《がいひょうきけい》の中で最も頻度が高い疾患の一つです。

また、第一子が口唇、口蓋裂の子供さんであった場合、第二子に本症の子供さんが出生する確率はこれよりも高いのです。

このように、人種差のあることや、家族内発現率がやや高率であることは遺伝の関与を示唆しますが、その発生はメンデルの法則に従っておらず、単一遺伝とは考えられません。したがって原因は多因子の複合によるものと考えられ、前述したように、ある家族だけの特殊な病気ではなく、すべての人間に口唇、口蓋裂になる可能性があると考えられています。

Q56 口唇《こうしん》、口蓋裂《こうがいれつ》の子供が続けて同胞（兄弟姉妹）に発現する確率は？　また、口唇、口蓋裂の人に口唇、口蓋裂の子供が生まれる確率は？

日本人における調査では、同胞罹患率《どうほうりかんりつ》（次の子供さんが口唇、口蓋裂になる確率）は一・九七パーセント、同胞再発率（口唇、口蓋裂の人が子供さんをもつときの確率）は一・四二パーセントといわれています。

具体的に例をあげると、アメリカにおける調査では、五十五人の口唇裂、あるいは口唇、口蓋裂の人から生まれた一七一人の子供のうち八人（四・六八パーセント）に口唇裂、口唇、口蓋裂の子供がみられました。

このうち、お母さんが口唇、口蓋裂であった場合は六・八パーセント、お父さんが口唇、口蓋裂であった場合は三・九パーセントでした。

日本人の口唇、口蓋裂の人一一〇人から生まれた二三二人の調査では、発現率は三パーセントで、男性の口唇、口蓋裂の場合は二・三パーセント、女性の口唇、口蓋裂の場合は四・〇パーセ

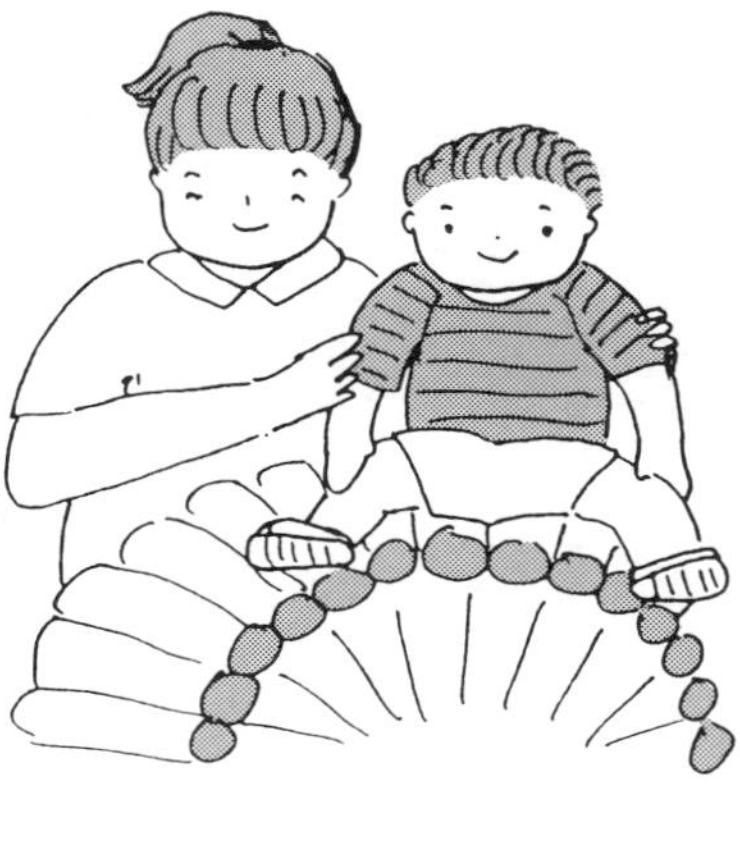

ントでした。

これらの数値は、一般集団中の確率より高いといえますが、同胞罹患率一・九七パーセントということは、一〇〇回出産すると一・九七回、同胞再発率は一〇〇回出産すると一・四二回ということで、いずれも著しく高いとはいえません。

Q57 一般の人々は口唇《こうしん》、口蓋裂《こうがいれつ》についてどのように認識しているのですか。

私達は数年前に一般の人々がこの病気についてどのように理解しているのかについて知るため、小学生の子供さんをもつ成人約一、六〇〇人を対象に種々の調査を行ってみました。

その結果を簡単にまとめてみますと口唇裂、口蓋裂について「非常によく知っている」と答えたものが十九・四パーセント、「見たことがある」六十一・一パーセント、「聞いたことがある」十八・二パーセント、「知らない」と答えたのはわずか一・三パーセントであり、この病気の一般の人々における周知度は非常に高いことが明らかとなりました。

また、家族、知り合いにこの病気の人がいると答えた方は三十三・五パーセントにのぼっており、この病気が日本人において大変身近なものであることも明らかとなりました。

現在の治療水準についても、ほとんどの人が「確実な治療を受ければ治る」と答えており、「この病気は治らない」と答えたのはわずか〇・六パーセントでした。一方「よくわからない」と答えた人も十三・六パーセントありました。

また、口唇、口蓋裂についての意見では、「子供達が社会生活上不利にならないよう努力すべきである」と積極的な支援を示す答えも三十七・四パーセントにみられました。反面、この病気の原因については、遺伝でのみ発病すると考えている人が多く、正しく理解していない点も多くみられました。

今後、教育関係の方々にも口唇、口蓋裂について正しく理解していただき、一般の人々のこの病気についての認識の改善をはかる必要性を強く感じています。

Q58 口蓋裂《こうがいれつ》の手術のあとに保護床《ほごしょう》を入れるのはなぜですか。

口蓋裂の手術のあと、口の中では、他の部位とちがい包帯やテープをあてて手術の傷を保護することができません。そこで、そのかわりに使用するのが保護床といわれる装置です。

保護床の役目は、手術直後は創部からの出血の防止、また、創部の保護などがあります。さらに口蓋裂手術の一ヵ月後くらいの間は、創が治る経過で瘢痕《はんこん》こう縮（創部が収縮すること）により、上顎狭窄《きょうさく》がおきる（上顎が縮んでしまう）ことを防止する効果もあります。

保護床は、このように大変有用な装置ですが、一つだけ注意をしなければいけないことがあります。それは、この装置をつけている間は、お父さん、お母さんが気をつけて口の中をきれいにしてあげないと虫歯をつくりやすいということです。手術には成功したけれど口の中は虫歯だらけということになったら大変です。物を食べさせたら必ず装置をはずし、歯と装置の清掃をして下さい。保護床は、通常手術後三ヵ月ぐらいまで使用します。

Q59 口唇裂《こうしんれつ》の手術の傷跡を隠すような特別な化粧品はありますか。

傷跡、アザ（母斑）などを隠すための化粧品は、カバーマーク（商品名）などいくつかあります。こういった商品は水にぬれてもとれませんし、小さな子供さんでも使用することができます。もちろん女の子だけでなく、男の子も使用できます。

カバーマークなどを使用すれば、口唇裂の手術の傷跡を相当目立たなくすることができます。しかし、患者さんによっては、興味があってもひっこみじあんで、なかなかこういった商品の指導を受けない場合が多いようです。

私達の施設では、希望者には定期的に患者相談室を使用して、専門家による個人指導を行っています。

一般的には、成長して最終的な修正手術を終了した方の中で、さらにこういった指導を希望する方が適応といえますが、手術後の赤みが長期間残り、幼稚園や小学校へ行くのをいやがる子供さんの場合では、低年齢でも指導する場合があります。

また、業者によっては、手続きをすれば小学校、中学校の児童には無料で商品を提供するという制度を有しているところもあります。

私達の施設で修正手術後にこの指導をする理由としては、カバーマークなどの化粧品は、皮膚の表面が滑らかで、傷跡による色調の差を目立たなくする場合は有効ですが、表面が凹凸していたり、左右のバランスの差が著しい場合ではほとんど効果はありません。ですから、修正手術で凹凸や左右のバランスを整え、最終的に皮膚の色調差が残った場合に口唇裂の傷跡の化粧指導の経験豊かな指導者に、その人にあった正しい化粧指導を受けることが望ましいと思われます。

Q 60　日本の口唇《こうしん》、口蓋裂《こうがいれつ》治療は、海外に比べて遅れているということはありませんか。

口唇、口蓋裂については、日本では、日本口蓋裂学会というこの病気だけの学会があり、毎年総会が開かれ研究者が連絡を取り合いよりよい治療法が追求されています。

このような学会は、海外では米国口蓋裂学会が有名ですが、日本の研究者はこの学会とも連絡を取り合っていますし、四年に一度、国際口蓋裂学会が開催され世界中の口唇、口蓋裂の専門家が集まり、この病気についての研究の成果が発表されています。

最近のお父さん、お母さんの中には、すこしでもよい治療で

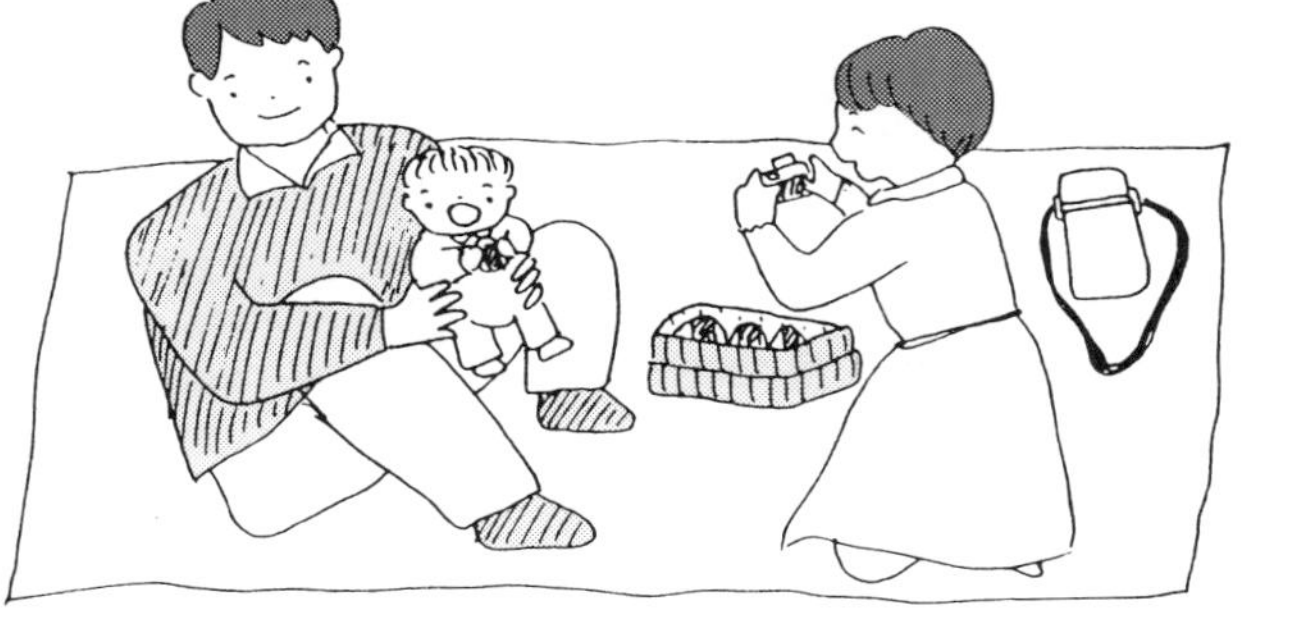

あればイギリスでもアメリカでも行って治療を受けたいといわれる方もいらっしゃいますが、口唇、口蓋裂についても日本の治療は世界のトップレベルで、この病気に関しては海外でないと受けられない特別な治療法というのはありません。

Q61 口唇《こうしん》、口蓋裂《こうがいれつ》の親の会は海外にもあるのですか。

口唇、口蓋裂の親の会が、どの国にありどの国にないのか詳しいことはわかりません。また、国際的な連絡も取れていないのが現状です。現在、私達の施設では、カナダ、アメリカ、メキシコなどの親の会の関係者と連絡を取り合っています。

アメリカでは、各地の親の会の他に、それらの全米的な組織である米国口唇、口蓋裂協会というものがあり、年に一回総会を開いています。この総会には、各地の親の会の代表が集まり、会の活動やこの病気における医療制度などについて意見を交換しています。この総会には何度か出席していますが、親の会の方々が熱心なのは日本もアメリカも同じです。活動内容はお国柄で日本とは相当な差があり、アメリカでは、低所得で治療を受けられない子供達の問題、思春期の子供の心理などについて熱心に活動が行われています。また最近では、アバウトフェイスといって、口唇口蓋裂の方のみならず、色々の顔面の審美障害をもつ方の団体として活動するグループもあります。

一九八七年には、口唇口蓋裂を考える会「たんぽぽ会」の会長さんが、アメリカの親の会へ、

「今後、連絡を取り合って交流を深めていきましょう」というメッセージを持っていき、同総会でこのことが報告されています。

アメリカ、カナダなどの親の会の資料の一部は、当施設で保管しておりますので、興味のある方は手紙で問い合わせて下さい（問い合わせは一八六ページを参照して下さい）。

Q62 海外の口唇《こうしん》、口蓋裂《こうがいれつ》児をもつお母さんと文通したいのですが。

私達は、海外（おもにアメリカ、カナダ）の口唇、口蓋裂の親の会のメンバーやその子供さん達と文通を希望される方に、その紹介を行っています。また、アメリカ、カナダの口唇、口蓋裂の会の機関誌などに手紙、メッセージを載せたいという希望がある場合もその仲介を行っています。

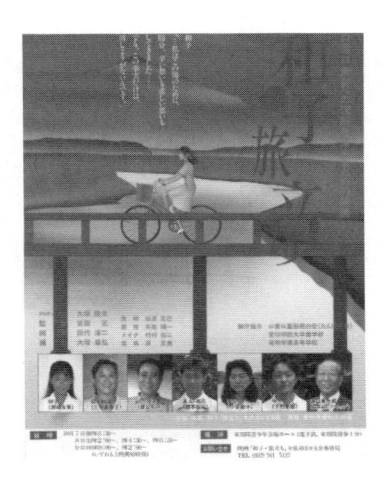

家族ぐるみで文通をして、外国の人々とそれぞれの趣味や将来の希望など、いろいろ連絡し合ったりすることも楽しいものです。また、子供さんやお母さんの英語の勉強にもなります（問い合わせは一八六ページを参照して下さい）。

Q 63　口唇《こうしん》、口蓋裂《こうがいれつ》に関する映画やビデオなどはありませんか。

口唇口蓋裂を考える会「たんぽぽ会」のメンバーが中心となって、口唇、口蓋裂の少女（和子）を通じて、この病気について考える映画「和子、旅立ち」（映像社）が作製されました。この映画は、十六ミリ、約六十分のもので借し出し（有料）をしていますし、また、この映画のビデオ（有料）もあります。出生前診断で口唇口蓋裂児と画像診断で説明をうけた方へのインフォームドコンセントのためのＤＶＤも作製しています。

また、アメリカ、カナダで作製された口唇、口蓋裂の原因、治療に関するビデオがあり、当施設ではこれらのほとんどを入手しています。ビデオに関する問い合わせは手紙で当センター（住所は一八六ページ参照）まで連絡して下さい。

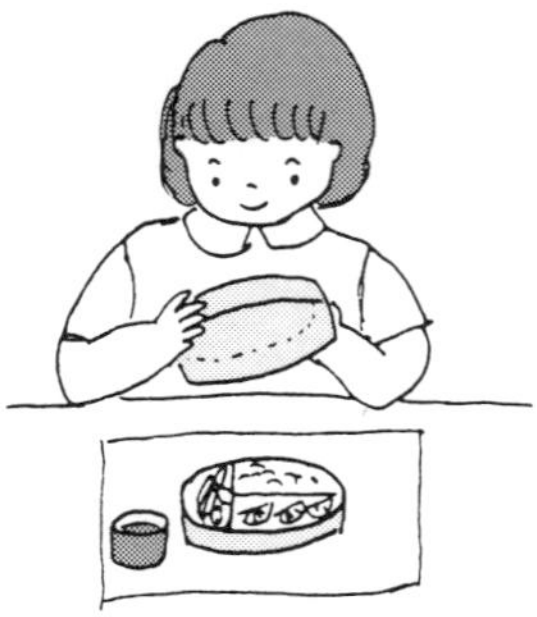

V

口唇《こうしん》、口蓋裂《こうがいれつ》児

親の会ならびに青年の会

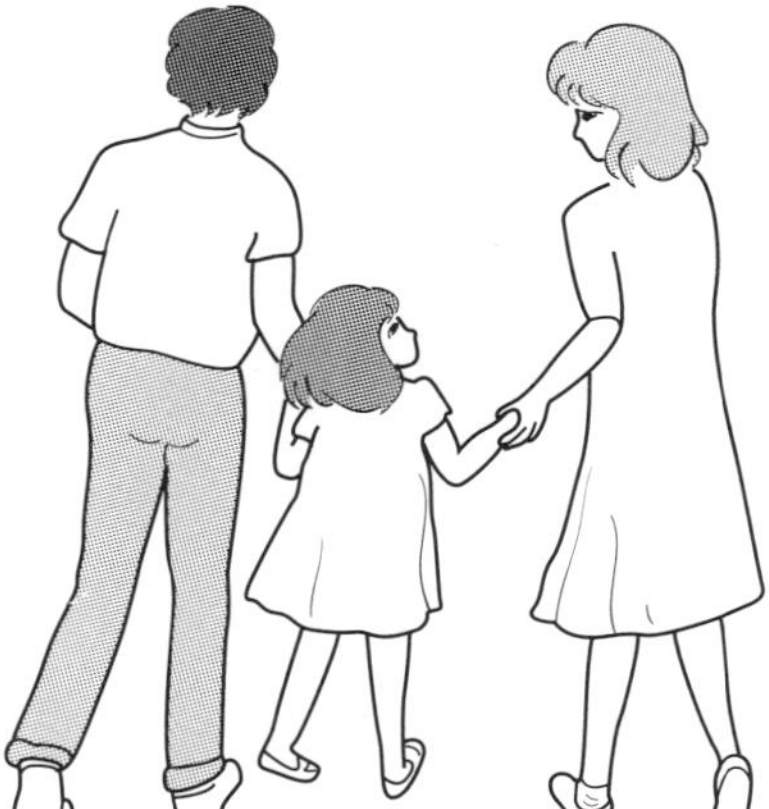

1. 口唇《こうしん》、口蓋裂《こうがいれつ》児親の会

口唇、口蓋裂児をもつお父さん、お母さんが手を取り合い、わが子のすこやかな成長を願ってともに勉強し、励まし合っていこうと全国各地で活動しています。

また、親の会の活動としては、口唇、口蓋裂の治療を受けるうえで必要な保険など種々の制度の改善や、一般の人々のこの病気への理解を深めることも重要な課題です。

本書では、中部地方で活動を行っている親の会、たんぽぽ会、ならびに青年の会のこれまでの歩みについて説明をさせていただくとともに、読者の方の入会、連絡などの参考にしていただくため、全国の親の会の所在地（一七九ページ）も合わせて示します。

たんぽぽ会の歩み

一九七八年　「親の会」設立準備会　発足

会報「たんぽぽ」創刊号　発行（会員数　約一五〇家族）

一九八二年　文集「たんぽぽ」　発行

全国各地の口唇口蓋裂の会との連携により、口唇口蓋裂患者の歯列矯正に健康保険の適用実現

一九八四年　全国各地の口唇口蓋裂の会との連携により、身体障害者手帳（咀嚼機能障害四級）獲得を実現

一九八七年　活動のまとめ「たんぽぽの歩み」　発行
一九九三年　パンフレット「あなたの心かしてください」　発行
一九九六年　アンケート集「たんぽぽ」　発行
一九九八年　二〇周年フェスティバル　開催
二〇一一年四月現在　会報「たんぽぽ」一二六号　発行（会員数一七三家族、準会員六三人）

主な活動内容

1　講演会
2　地区懇談会
3　夏の交流合宿
4　会員への情報提供、相談対応
5　会報や冊子の発行
6　医療関係者、保健所、福祉関係者などへの資料配布や意見交換
7　国、地方公共団体や学校、地域社会、マスコミなどへの働きかけ
8　各地の口唇口蓋裂の会や各種障害グループとの交流および協力

2. 活動報告

親の会の機関誌「たんぽぽ」の中からおもな活動の記事をあげてみました。

理解を求めて

名古屋市長へ陳情に！

口唇、口蓋裂児の問題が西枇杷島の事件を機に新聞報道等で取りあげられ、世論も高まりつつあります。二度とこのような悲しい事件をおこしてはならないと西枇杷島議会では国に向けて「歯列矯正に健保適用を」・「医療機関の充実を」・「保健所等への行政指導の強化を」等々の項目で意見書が採択されました。

私どもも愛知県議会、名古屋市議会に働きかけるため、同様の項目で愛知県内の会員さんにお願いして請願署名運動をしております。

この運動に歩調を合わせて九月十九日、本山市長へ陳情に行ってまいりました。名古屋市内の会員を中心に参加者十五名で衛生局長が同席し三十分という短時間ではありましたが、私達の要求を訴えて来ました。「そういう病気があることは知っておりましたが、こんなに多いとは知りませんでした」と市長は前置きされて「すこしでも皆様のご希望にそえるようにしたい」「まず何人いるか把握し現状の改善に努力していきます」とのことで、今回はこちらの要望をきいていただくことで終わりました。今後請願書を十月に県議会・市議会へ提出し審議の様子をみながら具体的な解答を引き出して行きたいと思います。

すぐ要求が実現できるわけではありませんが、いまこの瞬間にも口唇、口蓋裂という病気を背負って生まれてくる子供達のしあわせを願って一日も早い実現をめざして運動をすすめていきましょう。

（たんぽぽ第五号　一九七九年十月）

愛知県歯科医師会　愛知県歯科衛生士会へ

親の会では口唇、口蓋裂児のことをより理解していただくために愛知県歯科医師会に入会申込書と機関誌十一月の講演会の案内を持って会長に会いに行きましたが、会議中のため、事務局の方から渡していただくようお願いしてきました。後日理事会にかけて検討していただくことになりました。また、愛知県歯科衛生士会長にもお会いして親の会があることを患者に伝えてもらえるようお願いしましたところ衛生士の方々に話をしてみますとのよい返事がもらえました。会長のご主人である歯科医の杉山先生が「外見ばかりにとらわれず歯の管理として虫歯を作らないことが一番大事なことである。歯がはえてからはもちろんのこと、お腹の中にいるときから子供の歯のことを考えなければならない。定期的に検診を受けることが必要である。お母さん達にぜひ伝えて下さい」と強くいっておられました。

「愛知県保険医協会へ」

事務局次長さん（産婦人科担当）にお会いし、たんぽぽ会の趣旨をお話し、協力依頼をしたところ快く引き受けて下さり、とりあえず来年早々産婦人科部長さんと親の会の代表が話し合うことになりました。

（たんぽぽ第十一号　一九八〇年一二月）

愛知県保険医協会との話し合い

昨年約束していた保険医協会部長（産婦人科部会）・野村先生・事務局の佐藤さんと一月十七日毎日ビル九階ロビーにおいて鈴木先生および代表三名で二時間ほど話し合いをしました。保険医協会は第一線医療を積極的に進め、地域の患者・住民と開業医の相互信頼をひろげかためるのが活動の基本となっていて今年度の医療活動として患者の要望と期待に答え相談と指導を重視した内容の診療につとめる。各種技術者と協力を明確にし可能な限り保健所をはじめとし関係機関と連携をはかるべく活動しているそうです。親の会の活動状況や手術・言語・長期間かかる矯正など全般的な話をしてから親の会の要望として次のことについてお願いしました。

一、出産したとき、親・家族に正しい説明をして欲しい（適切な手術時期まで待つようにいってもすぐ手術をしてもらえる他の所で手術をしてしまう場合があるそうです）。

二、専門機関・相談先を紹介して欲しい。

三、家族の方へ保健所に連絡するよう伝えてほしい。

四、口唇、口蓋裂について医師にも正しい知識を持っていただくため勉強会などを開いてほしい。

五、全国誌などを利用して全国に協力を呼びかけてほしい。

六、親の会があることを紹介してほしい。

以上の六項目について積極的に取り組んでいただくようお願いしました。協会には産婦人科と歯科の専門部会があるので各部会に話をしてみる。また、両者合同で勉強会も考えるなど検討してみますとのよい返事がいただけました。

（たんぽぽ第十二号　一九八一年一月）

愛知県産婦人科医会へ

一月の保険医協会（産婦人科部会）との話し合いに続き三月十二日愛知県産婦人科医会（会員六〇〇名）に、鈴木先生と役員四名が出かけ産婦人科医会（渉外委員会）の先生方八名と話し合いました。

鈴木先生から口唇、口蓋裂の全般的なことを説明していただき、産婦人科医として、もし、そのような子供が出生した場合手術の時期や現在の医療について親や家族に正しい説明をしていただき治ることや励ましの言葉をかけて欲しい。専用の哺乳瓶を使用するよう、指導して欲しいなど、お願いしました。また、終わりに、次の二点もあわせてお願いしました。

一、みつくち、狼咽、兎唇等の言葉を使用しないで欲しい。

二、保健所に届ける出生報告にその旨を記載しておいて欲しい。

以上のことは、後日お手伝いできるよう話し合って下さるとのことでした。

こうして会では先生方と力を合わせ頑張っているのです。

叩きましょう、然れば開かれます。

（たんぽぽ第十四号　一九八一年五月）

岐阜県・保健予防課訪問

七月の相談会を初めて岐阜で開催するにあたってP.R.をかねて岐阜県保健予防課（三名）と親の会（十三名）で以下の内容で話し合いをもちました。

一、病気の説明、健保適用の必要性の説明

二、保健婦さんに理解と知識を持っていただき適切な指導と医療機関の紹介をしてほしい。

三、岐阜県発刊の公報に七月の相談会のお知らせをのせて欲しい。

（注）（七月には間に合いませんでした）

四、親の会のP.R.

今回岐阜の会員さんに十余名参加していただき、岐阜の現状を訴えてもらいました。

これからの岐阜の活躍を期待しまぁす!!

テレビ中継

この子等に健保を一日も早く

下村議員国会で質問

国会で歯列矯正に健保を適用する請願が採択されたものの進展をみせず、三年の月日が流れようとしています。

この間この障害とともに生まれた児はおよそ一五、〇〇〇人ぐらいと推定され、またその間困難さのゆえに治療のチャンスを失した子供の数はどのくらいにのぼるのでしょうか。

今回この一向に改善されない諸問題に業を煮やした下村議員は、全国で二十万といわれている患者とその家族の長年の悲願を背に再び国会の予算委員会で質問に立ちました。

下村議員の質問に対し野呂厚相は「次回の診療報酬改定で保険給付の対象にする」ことを表明しました。これを受けて四月には厚生省交渉が行われる予定です。皆の力で一歩一歩確実なものにしていきましょう！

テレビ中継で下村議員が「お母さん達が何しろ一生懸命なんですよ」といった言葉が印象的でした。

下村議員との打ち合せ

三月六日、国会の参議院予算委員会で口唇、口蓋裂の子供達のために質問して下さる下村議員に会うため鈴木先生と私達たんぽぽ会から二名で上京、ここまで話を詰めていただいた東京の会員の方達三名と議員会館へ伺いました。鈴木先生の持参した資料を使ってのわかりやすい説明で下村議員も子供達の長い治療までの過程を理解していただけたようでした。そしていよいよ三月十七日にその国会での質問の様子がテレビに中継されました。まず口唇、口蓋裂とはどのような病気でどのような治療が必要とされるのかといった説明があり、歯列矯正に対する保険の適用はどうなっているのかという質問に対して「美容整形の要素が強いので保険適用までいたっていなかったが緊急に保険適用の範囲にしたい」と野呂厚生大臣の答弁がありました。次回の中医協での結果に期待していきたいと思います。

厚生省の中でも意見の違いがありむずかしい問題ですが、ぜひ歯列矯正の保険適用が実現するように親の会でも頑張っていきましょう。

（たんぽぽ第六号　一九八〇年三月）

健保適用まであと一歩!!

厚生省交渉

三月六日、東京口友会の呼びかけによる厚生省交渉が行われ愛知から鈴木先生と的場・松浦の二名が仙台・大阪の親の会とともに参加しました。

交渉の結果、私達の念願の「歯列矯正の健保適用」については四月の診療報酬改定にむけて具体的に検討されていることが明らかになりました。「保健所および産院での適切な対応」については、たんぽぽ会会員五十一名の方より電話で取ったアンケートの結果を示し実状を訴えました。あわせて守山保健所の活動も紹介しました。交渉後、参加した親の会代表で懇談会を行い、各地の親の会の活動を話し合いました。そして今後の運動の進め方として種々の要求はありますが「健保の適用」を最優先し、適用されない場合再度厚生省と交渉を行うことを確認しあいました（交渉の詳しい内容は次回でお知らせします）。

雑感

産院・保健所での対応について厚生省当局（母子衛生課）は適切な対応をはかるよう指導している。母子手帳にも病名を記載しているはずと現実（アンケート調査）とは異なった見解を示しています。

いま、たんぽぽ会が地道に進めている各行政区の保健所・産院への働きかけがいかに大切かを痛感しました。いままでの厚生省の努力は認めるものの、もうひとつ物足りなさを感じました。

厚生省の各課の方々と各地の親の会と熱論されました。

名古屋でのアンケート調査（産院・保健婦の適切な助言の有無などに約五十名の会員が解答）が大いに役に立ち頑張っているなという成果が表われ、また、口友会、東北、関西の方々との意見交換などでは皆で会を盛り上げ勉強している姿を実感しました。私達ひとりひとりが協力し助け合えばこうした難問題も解決できるのではと思い、皆さんの協力を熱望します。

（たんぽぽ第十三号　一九八一年三月）

歯列矯正・原則的に　健保適用が決まる!!

今秋に実施なるか…?

中央社会保険医療協議会の五月二十三日の答申で、口唇、口蓋裂の歯列矯正に健康保険を適用することが決まりました。実施にあたっての諸問題を厚生省と歯科医師会との間で話し合いが続けられ秋には実施される見込みですが、まだ流動的です。この中医協の答申がでるまでの東京口友会のご努力はなみなみならぬものでした。本当にご苦労さまでした。今後早く実施されるよう運動をするとともに、一貫したチーム医療の確立を全国の親の会とともに頑張っていきましょう!!

「厚生省は健保適用の原則だけを定めた!!」―五月二十四日付朝日新聞朝刊―

唇顎口蓋裂の発生率は五〇〇人に一人といわれ年間約二、〇〇〇人の赤ちゃんが生まれている。延べ五、六、〇〇〇件にのぼる。切開・縫合手術、そのものは健保にのっていたが、そのあとの歯列矯正には適用されず経費が患者負担だった。患者の親の団体である口唇、口蓋裂児友の会などが五、六年前から続けてきた運動がようやく実ることになるが、現状では技術評価や適応症について学会の意見がまとまっていないこともあり厚生省は健保適用の原則だけを定めた。

（たんぽぽ第十五号　一九八一年六月）

厚生大臣と話し合う!!

五月二十三日の中央社会保険医療協議会では、口唇、口蓋裂の歯列矯正に、保健適用の実施時期を今年の秋に踏み切る予定といわれています。しかし、歯科医師との間で、保険点数・適用範囲・手術をする専門医の資格の問題などから遅れる公算もあるということで八月六日に小笠原貞子議員（四年前初めて国会でとりあげる）の仲介や東京の口友会のお世話で話し合うことができました。厚生省から村山厚生大臣、保険局長、各担当官(五名)、私達関西地区と名古屋からは鈴木先生、川北、岩瀬と計八名が出席しました。時間的には、二十分という短いものでしたが厚生大臣に直接要請できたことはとても有意義だったと思います。

要請㈠の項目については、近々矯正医師会との話し合いを予定していること、その後の話し合いの進展しだいであること、秋にも初秋と晩秋があるが……という意見が保険局長から出され確定的な返答戴けず！

㈡については十分理解しているのでそんなことのないように心掛けるとのことです。

㈢については現在口唇、口蓋裂児を扱える矯正医師が少ない中で保険医となるまでには該当医が少なくなることは考えられる。と以上でした。

要請書の概略

㈠　歯列矯正に対する健保の適用は約束通り今年の秋までに！

(二) 症状の区別をすることなくすべての口唇、口蓋裂児に適用すること。

(三) 育成医療によってすべての患者が制度を活用できる体制を作って欲しい。

（たんぽぽ第十六号　一九八一年九月）

四月一日より健保ついに実施へ

口唇、口蓋裂の歯列矯正に健保が三月十七日の中医協の答申で四月一日より実施と正式に決まりました。同時に育成医療も適用されます。したがって患者の経済的負担は大幅に軽減されることになります。これは、親の会の力の結果と口友会の絶大なる運動の成果ともいえます。一貫治療を達成するうえでもその意義は大きいものがあります。

なお残る問題点

待ちに待った健保実施ですがいつでも、だれでも、どこでも受けられる医療とはほど遠い現状は当分残りそうです。

第一に矯正専門医の絶対数に不足があります。

第二に矯正医の専門医制度や認定医制度がないということもあって、経験のない未熟な医師が誤った治療をすることはないかという心配も出てきます。

国も医療行政に乗せた以上これらの問題解決のため、早く具体的な策を打ち出し、長く待たされた後の健保導入が一日も早くすべての患者のうえに生かされることが望まれます。

完全に浸透するまでには——健保適用後の治療にあたって

現在治療中の方、これから治療を始めようとしている方にとって、スムーズに健康保険と育成医療が四月一日から使えるのか不安だと思います。患者としてどう対応すればよいか。

○医療機関へ保険証を提示する。

○健保と育成医療の適用の有無を確認する。

○不明・トラブルについては各県の保険課へ問い合わせる。

以上の点を留意のうえ治療を始めることが大切です。

（たんぽぽ第十九号　一九八二年五月）

厚生省担当官と会談

九月三日、参議院議員会館小笠原貞子議員室にて厚生省より四名の担当官を迎えて行われました。いままでの厚生省の会議室とは違い堅苦しさもなく、率直に歯列矯正健保実施後の現状について、話し合うことができました。

一、十月一日に、二回目の育成医療指定病院を内示する。（一面に掲載）

一、育成医療の医療券の期限は原則として六ヵ月となっているが、治療期間が長いため、各県保健予防課には、一年でもよいと指導している。

一、保険についての苦情（保険指定病院でありながら、保険扱いしない。また、治療費でのトラブル）は、各保険課へ申し出て下さい。

保険課より実情を調べ、医療機関に指導する。大学病院・国立病院については、全国親の会が一括し厚生省へ申し出て下さい。矯正歯科学会を通じて指導する。

一、育成医療の指定病院の認定について

口唇、口蓋裂の矯正を現在行っている病院はほとんど設備が整っていると思われるので問題はない。しかし、担当医師が五年間の研修を大学等で受けているか否かが問題となってくる。また、大学病院・国立病院については、早く育成医療の申請を出すよう親の会からも働きかけて欲しい。

出席者

参議院議員　小笠原貞子

厚生省

歯科医療管理官　山本治

厚生技官　楪林正夫

社会局更生課　大島謙

児童家庭局母子衛生課　宇佐美岩夫

たんぽぽ会　鈴木先生

川北・的場

岩瀬

口友会　宮（事務局長）他八名

（たんぽぽ第二十一号　一九八二年十一月）

健保導入のあゆみ

昭和五十年、北海道でおきた口蓋裂児を母親が殺した事件をきっかけとして健保適用問題が高まってきた。

矯正歯科学会では数年前から理事会で唇顎口蓋裂の矯正治療を公費負担にするべく話し合いが行われていた。

昭五十年　社会医療問題検討委員会で検討

昭五十三年　矯正歯科・小児歯科の標ぼうが認められる。

唇顎口蓋裂児に対する矯正歯科医のあり方が厚生省から歯科医師会を通して日本矯正歯科学会に出され中医協に答申される。

昭五十五年　健保適用が決定

種々の問題が残る。

昭五十六年　問題点を残したまま実施を決定

保健所訪問開始!!

一昨年、会員の皆様にアンケートを出していただきましたが、その中での保健所に対するご意見・ご要望を元に各保健所を訪問することにしました。まず、名古屋市の南区、緑区を手始めに現在五ヵ所まわりました。

保健所の現状を聞き、私達患者側の気持ちをお話しました。今年一年でどれだけの保健所（愛知・岐阜・三重）をまわることができるかわかりませんが皆様の声をできる限り伝えたいと思います。結果については後日掲載します。

……こんな事を聞きました……

○保健所の管轄内での出生率
○障害を持って生まれた場合、それをどのようにして知ることができますか。
○現在の保健所の対応状態
○各家庭訪問以後の指導の状態
○検診について（特別検診のような配慮はありますか）
○保健婦さんの障害に対する知識を高めて欲しい（講演会等に出席して下さい）。
○一回の訪問で終わらず、精神面についても力になって欲しい。
○会報は読んでもらっていますか？

保健所を訪問して

（たんぽぽ第三十四号　一九八六年八月）

経過報告　その一

口唇、口蓋裂児に対する保健所の指導・対応についての実態を知ろうと保健所を訪ねお話を伺って来ました。まだ、一部の保健所ですがどこも親切に対応していただきました。

保健所を訪問した結果、知多地域では五年程前から統計をとるなど、保健所サイドでかなり積極的に患者の把握・指導・病院の紹介等を実施している様子でした。

また、三河地域では患者からの希望があれば授乳等の指導を行っています。新生児訪問については訪問した保健所では特に行われず患者側から連絡する形をとっているようです。

会報については、毎号目を通している方には評判もよく、保健所内で回覧している所もありました。その他『口唇、口蓋裂児の幸せのために』の本が愛知県内の保健所には全部配布されていること。保健所内の「母子健康診査マニュアル」に口唇、口蓋裂児に対する指導についてや親の会の紹介等が記載されていることなどがわかりました。

また、保健所の中では口唇、口蓋裂患者は数多い身体障害のごく一部で「重度の障害者と比べると軽いものだ」という意識が強くあるように感じました。

そういう中でひと昔前からみると医療面ではすばらしい進歩をとげていますが環境・精神面で

の援助がまだまだ必要なのではないでしょうか。今回の保健所への訪問がそのための第一歩として、保健所と親の会のつながりをすこしでも強めていくことができたらと思います。

（たんぽぽ第三十五号　一九八六年十月）

根強い口唇・口蓋裂児への偏見

一九八五年五月三十一日(金)　朝日新聞夕刊より

二割「いじめ」体験

先天的に上唇や上あごが裂けている口唇、口蓋裂児に対する偏見が根強く、小学校高学年では、約二割の児童が容姿や発音の障害でいじめられた経験のあることが、愛知学院大学歯学部第二口腔外科（河合教授）の研究グループの調査でわかった。グループは六月六日・七日に、大阪商工会議所で開かれる日本口蓋裂学会総会で発表するとともに、小学校の教師らに、病気に関する正しい知識を伝え、偏見によるいじめを防ぐように呼びかける。

治療で治るのに（愛知学院大の歯学部調査）

口唇、口蓋裂は、五〇〇人に一人の高率で発生する障害。手術や矯正の技術が進み、外見や機能の障害はほとんど治療できるが、いわれのない偏見が根強く残り、機能障害以上に患者と家族を苦しめている。

河合教授、研究生で開業医の鈴木俊夫医師、夏目長門講師を中心とする研究グループは、十年程前から、患者とその両親の心理や、一般の人の意識調査をし、カウンセリングや、正しい知識普及に役立ててきた。今回の調査は、昨秋から今年四月にかけて同科で受診した二～十二歳の患者の母親六六〇人にアンケートしてまとめた。

それによると、「病気のことでいじめられた」という回答は、五歳までは一・四～七・六%と一割以下だが、年が上になるにつれて増え、九～十歳で十七%、十～十二歳では二十二・三%がいじめられた経験を持っている。

「母親が把握しているのは、よっぽどひどくいじめられた場合。実際は、三、四倍になるのではないか」と夏目講師。

親子で病気のことを話すのは、子供の年に従って多くなるが、十～十一歳で六八%、十一～十二歳で六六%の母親が病気について子供から「聞かれた」のに対し、母親から「話した」のは十～十一歳五十%、十一～十二歳四十五・七%と低い。「母親の心に隠そうという意識があり、子供にあやふやな答えをしたり、触れたがらない傾向があります。普通にあっさり話せば、子供はかえって気にしないし、いじめられないものです」と河合教授。

母親の心理は、障害が外から見えるか見えないかだけで大幅に違う。同グループの以前の調査では、外から異常のわかる口唇裂児の母親の三十%、口蓋裂児の母親三十五・七%が「自殺を考えた」と答えたのに対し、外見からは異常がわからない口蓋裂だけの障害の場合、だれも自殺を考えていなかった。

また、同グループの名古屋市内の一般の小学生の父母一、六〇八人に対する意識調査では、「結婚に不利」（六十四・一％）、「初対面で相手に与える印象が悪い」（四十一・一％）、「家族、親類の結婚にも不利」（三十％）、「就職も困る」（二十六・九％）などの点をあげ、一般の人が持つ偏見を裏付けた。

（たんぽぽ第三十一号　一九八五年八月）

3. 口唇《こうしん》、口蓋裂《こうがいれつ》青年の会から

口唇、口蓋裂をもつ青年相互の親睦を図り、それぞれの悩みや問題を出し合い、ともに考えて人間的成長を目指していくことを目的に一九八一年に発足しました。

思春期、青年期の若者は、自分一人ではかかえきれない悩みや問題をもっているものです。各々が一人思い悩むことなく相互に話し合い理解していく中で、当面できることからお互いが力となっていこうと頑張っています。会では一人でも多くの方々の入会を希望しています。もちろん成人の方も歓迎いたします。

ここでは、口唇、口蓋裂の青年の会サークルの機関誌「碧空《あおぞら》」より会員の方々の意見を紹介いたします。

いま、しあわせ

お母さん、私はなぜこんなふうに生まれて来たの？　何度聞いてみようと思ったことでしょう。

しかし、聞けなかった。聞くのが怖かったのです。

私は、母の実家で産ぶ声をあげました。手も二本、指も十本、何でもそろっていました。しかし、普通の赤ちゃんと違うところがありました。そうです口唇裂だったのです。そのとき、母や父は、その他皆ショックだったに違いありません。泣いても泣ききれなかったはずです。誰が悪い理由でもありません。誰の責任でもありません。しかし私は、こう生まれてしまった。物心づいたころ、私はお友達とすこし違うことに気がつきました。しかし、そのころは気にすることもなくみんなといっしょに遊び、幼稚園へ行き、幼少時代を過ごしました。小学校へ入学したころからでしょうか、みんなが私を見て指を差して、ひそひそいっているのです。そして、「ねえ、馬場さん、なぜそんなふうになっているの？」と聞くのです。答えきれるはずもなく、なぜなら自分自身どうして自分がこうなってしまったのか知らなかったのです。何度となく泣いて帰ったことでしょう。そのとき私は母にたずねたことでしょうが、いま全く覚えていません。すべてを知ったいまでさえも母に聞くことができません。

　幼稚園時代はとても活発で元気のよい私でしたが、小学校に入学したころから性格が変わりました。人前に出るのがイヤで、話もあまりしたくなくすべてに消極的で憶病になりました。いまでも、そんな陰気なところが残っています。そんな自分がイヤで、顔も性格も変わればどんなによいかと思ったことでしょう。

　中学校に入学すると、母が私を連れていろいろな病院へ行きました。人にあの病院はよいと聞くとさっそく行き、父や母は私のために病院を探すようになりました。デパートの店員さんの中にも私と同じような人がいたりすると、いろいろ聞いて私の知らないうちにその方のご両親に会い話を聞き、病院を聞き、すこしの可能性があると遠いところへも足を運び、私のために一生懸命に病院を探してくれました。行く病院病院で無理といわれ、手術をあきらめようと思いつつも点々と探し回りました。そしてようやく可能性があるといわれ、父や母は、そして私は、どんなに喜び幸せにあふれたことでしょう。そのときは丁度中学一年生も終わりのころでした。それは東京の病院でした。そして初めの手術は二年生の夏休みを利用しました。上京する際、手術に対する不安とすこしでもよくなるという希望がいりまじり、気がそわそわしていました。東京へ行きました。入院しました。手術をしました。

手術着に着変え、手術台に横になり、無心に祈りました。すぐ終わるから頑張ってといわれ、勇気づけられましたが、麻酔の注射を何本ともなく唇の周りに受けました。声を出したくなるくらい痛く我慢できそうもなくなりましたが、「もう一本で終わりだよ」、「これで最後だよ」といわれると、痛みに耐え最後まで頑張れました。どんなに痛くても苦しくても、私の前には希望があふれていました。だからこそ耐えられたのです。この手術を始めに、高校を卒業するまでに約八回手術を受けました。

いまは昔と全くの別人といってよいくらい顔が変わりました。そして性格もだんだん明るくなりました。すこしずつ自信がついて来たのです。私は幸せなことに素晴らしい両親の元に生まれ、素晴らしい友人に恵まれていました。手術をした、私は本当は口唇裂だと話をしました。それから二人の友人はますますよい友人となり、より深いおつきあいができるようになりました。

高校を卒業するころになると、どうしても看護師になりたくて幼少のころからのあこがれもありましたが、とにかく勉強したくて、親元を離れて名古屋で生活をするようになりました。准看を二年、高看を三年、計五年間頑張ろうと心に誓い、つらいときは涙を流しながらも同僚達と力を合わせ、免許をこの手に持つまではと歯をくいしばり頑張りました。そんなつらい毎日の中で、私を励まし勇気づけてくれたのが主人でした。結婚までに二年間の付き合い期間がありました。いつかは私のすべてを打ち明けようと思いながらもいうことができずのびのびになってしまい、結婚をお互いに意識し合ったころに、勇気を出して話しました。「気にするな」といってくれました。問題ではないというのです。私は涙があふれるほど感謝しました。しかし、そんな彼も悩まなかったわけではないはずです。苦しんだにちがいありません。結婚は二人の問題ではありません。親がいて親戚がいて、みんなに祝福されて初めて幸せな結婚をすることができるのです。

高看の卒業を期に彼と私の両親に話しました。そして会いました。反対されるのを覚悟していましたが、彼のご両親はこんな私を心から温かく迎えて下さいました。まさか許して下さるなんて信じられないくらい嬉しくて、この世の幸せをひとりじめしているような思いでした。それから一ヵ月後に結婚式をあげました。皆さんから祝福されて、本当に嬉しくて言葉も出ないくらい嬉しくて、心から彼に、彼のご両親に感謝しました。また、私を一生懸命に育ててくれた両親、私のために私のために……心から深く深く感謝しました。

結婚生活も毎日毎日が幸せの連続でした。しかしたった一つの悩みは、迷いは子供のことでした。子供が欲しい、しかし遺伝のことを考えると恐ろしくて……。でも主人は大丈夫だから生むようにとすすめてくれました。腹部が大きくなるにつれて不安がますます大きくなって、生まれるまで心配しましたが、誕生した子は普通のなんの異常もない元気のよい男の子。嬉しくて嬉しくて、本当に私は幸せだとしみじみ感じました。結婚をして、子供を産んで女としてこれほど幸せなことはありません。これもすべて主人のおかげと思い主人を愛し、子供を愛し、精一杯頑張っている毎日です。

私のこの二十六年間を振り返って見て、いろいろとつらく悲しく苦しんだこともありましたが、いまとなっては思い出の一つになってしまいました。私はとても幸福です。しかし、その幸せは周りの方々のおかげでつかんだ幸せです。この幸せを大事にしたいと思っています。

「殻」を破る

私もよく、なぜ自分だけがこんな人間に生まれてきたのだろうと思うときもありましたが、割と楽天的なところがあり、それが自分を救ってくれたようにも思えることと、親や姉妹が普通の人と同じように接してくれたことです。だからどんなに辛くても、がんばろう！と勇気が湧きでてきたものです。そして、自分の「殻」をやぶることです。

そしてもう一つは、どんな人に対してもやさしさを忘れないことと、人前でしゃべるきっかけを自らが作ること、苦しさの中から人の温かさを見つけてほしいと思います。私も人前でしゃべれるようになるまでには、本当に長い時間が必要でした。けれども障害者に生まれてきて本当によかったと思うことがあります。これは同じ障害をもつ人にはわかるだろうと思います。

私もいま三十歳になります。結婚のことを考えるとき、やっぱり悩みます。けれども希望を捨てずによい人とめぐり会えるときをいろいろ想像しては、ニヤニヤしています。いまから、あれやこれやと先のことばかり心配になりますが、自分を苦しめて生きることだけは、やめようと思っています。

私がいまいえることは、家族の中が明るくそして温かさがあれば、障害に負けない強い子になれると信じています。これから大きくなっていく子供達が素直にのびのび育っていくことをみんなで協力してあげて下さい。

恥ずかしながら私自身、口唇、口蓋裂の知識が全くといってよいほど知らないことがたくさんありますが、資料を参考に勉強させていただきます。

「忘れていた野の花たんぽぽよ、ふまれても、ふまれても同じ花を繰り返し繰り返し咲かせていたのですね」こんな素敵なところで……。

心の傷

私も口唇、口蓋裂者の一人であります。

本や文集「たんぽぽ」を読んで、いろいろと考えさせられました。まず、口唇、口蓋裂児一人一人、誰もがのびのび生きて欲しいと思います。私は、口唇、口蓋裂児一人一人がみんなそうなるまで再手術（矯正）はしたくありません。私は、口唇、口蓋裂児は、心の傷のほうが大きいと思います。人間の体のうちの十分の一、百分の一……もっと小さな傷でしょう。しかし、心の傷は大きいのです。

私はいま、こう思います。口唇、口蓋裂児の悩みを聞いてやり、お話をし、相談し、会話し、助言し、そんなことをしたいのです。

赤ちゃんが生まれてきてミルクを飲ませるときは、お母さん、お父さんが悩み苦しみ大変でしょう。しかし赤ちゃんは、いずれ幼稚園、小学校、中学校、高校、大学、就職と大きな壁にぶつかるでしょう。そのとき大きな壁を打破して、貫いてもらいたいのです。そのときもしできれば、私達がお手伝いをさせてもらいたいと思います。みんな手をとりあって立ちあがりましょう、立ち向かいましょう。私は高校で生徒会会長もしていました。いまは、口唇、口蓋裂を悲観することもないと思います。

障害って何でしょうね。普通の人ってどんな人でしょうね。人間はみかんのように、L、M、Sサイズがあるのでしょうかね。

私は文集「たんぽぽ」を読んで、ただ、見た目だけ矯正手術をして普通の人、とありますが、その前に心のわだかまりを取り除くことが先だと思います。そのことをもっと、お母さん、お父さんに理解して欲しいものです。

もし、私達にできることがあったらお教え下さい。私は実際、もっと多くの口唇、口蓋裂の大人の人や子供とおしゃべりをしたいのです。ぜひよろしくお願いします。

二十二歳まで悩んだ思い出

とりたてて書くことはないのですが、私の少女時代と同じ思いをしている女の子、男の子のこれからのことの参考になればと思い筆をとりました。

私が生まれたのは、昭和三十七年八月十七日です。

その年は、サリドマイドの子供がたくさん生まれていたらしいのです。私自身いまこの年になってやっといえることですが、考えてみれば手や足のない子、目が見えない子、口のきけない子に比べれば、ずっと幸せだと思うんです。

でもね……少女時代はいじめられたりして死んじゃいたいとか、学校へ行きたくないとか、いろいろ思ったのね。だけど、じめじめしたり、すぐべそをかいたり、おどおどしてたりするとかえっていじめられるって気づいたのね。誰だって寒いところより暖かいところが好きだし、暗いところより明るいところが好きだと思うのね。誰だって暗い人より明るい人が好きでしょ。だからいじめられたりしても明るくなったら誰もいじめたりしないし、反対にいじめたりして悪いことしたなぁって思うのね。現に私も小学校四年生までは、いじめられっ子の嫌われ者だったけど、

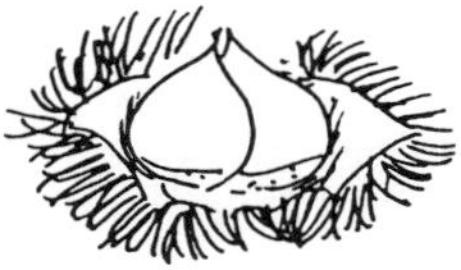

小学校五年生からは、いつも周りに友達がいたし……。私は何でも考えようだと思うし生き方だと思うのね。

たとえば、もし私がみつ口に生まれていなかったら、もし他の友達にそういう子がいたりしたら、反対にその子をいじめてたかもしれないでしょ。大きくなってあとから「あの子に悪いこといった」と思っても、口から出したいじわるな言葉は絶対消えないと思うし、そういうことをいわない人になるために、そう生まれて来たんだと思うのね。みつ口に限らず生まれついて何かある人に私達は、絶対、心を傷つけることをいわないでしょ。それだけでも大きな財産だと思うのね。人にとって大切なことは、顔や姿じゃなくて思いやりなのね。たぶん、学校の道徳の時間に、みんなで考えたりしたことじゃないかしら……。顔や姿に欠点があるからといって、心の中までみつ口にしてしまってはだめ！　そういうことといっていじめる人は、それだけの人だと思うよ。だけど軽べつしてはだめだよ。大切なことは自分自身が、いじけて小さな人間になってしまわないことだと思うよ。

いますぐこう思わなくていいから、すこしずつすこしずつ大きな人になって行こうとすること……これが大事なんだって私は思うよ。

未来に心をよせて

成人口唇、口蓋裂者にとってこれまでの現実を考えるとき、必ずしも医療的に恵まれた状態にあったとは一概にいえないものがあります。適切な医療機関に恵まれず十分な治療が受けられなかった。あるいは、経済的その他の理由から治療チャンスを逃がさざるをえなかった。チャンスがあっても手術の技術的レベルに不安を感じやむなく断念したなど、そのケースはさまざまで、不完全治療のまま社会に点在している人は少なくないものと思われます。

口唇、口蓋裂からくる外観的問題、言語障害は、本人にとって、意識的、無意識的に複雑かつ微妙な形で精神的圧迫をよぎなくされます。気にせず、それにとらわれることなく生きて行こうと思っても、日常社会生活の中で、言葉の障害からくるコミュニケーションのトラブルは大小ぶちあたり、周囲の状況からどうしてもその苦しさを味わざるを得ないことがしばしばあります。

口唇、口蓋裂を持って生まれてきた私達だれもが持つ根本的願いは、あるべき機能でありたいということです。社会生活の中での円滑なコミュニケーション手段の確立、基本的食生活での正常な咀嚼、歯列の確立。これは、人間社会で生きていくうえでの根源的柱となるものです。ある

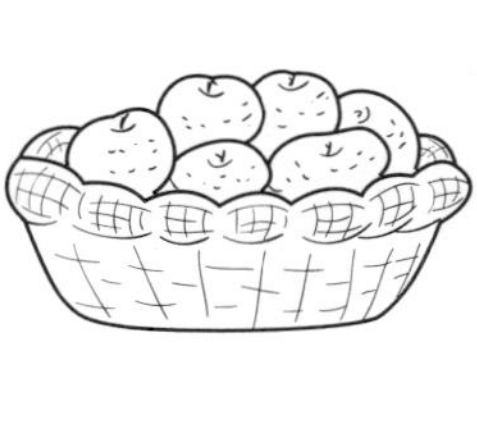

べき機能でありたいという願いが、あるべき姿でありたいという願いにつながるのであって、より美しくなりたいという審美的欲求とは基本的に異なるものです。

数ある障害のケースの中で、口唇、口蓋裂は体の一部の障害（欠陥）ということで、一般的には軽くみられ、欠陥であって障害ではない。しかし何かのときには障害者だとクローズアップされ、障害者とも健常者ともつかないとてもあいまいな宙に浮いた存在として取り扱われてきました。それがゆえに、口唇、口蓋裂児（者）が医療、社会福祉行政サイドから立ち遅れた存在として置かれてきたゆえんでもあると思います。また実際、健常者と障害者との間にどれほどのへだたりがあるのかと考えるとき、その区別をつけることに疑問を感じます。

形成、口腔外科手術、歯科治療、歯列矯正治療、補綴治療、言語治療と、私達にとってどれも欠くことのできない治療が、適切な時期に体系的に行われることにより、機能的にも外形的にも健全な発育・発達の展望を確かなものとしてつかみ取ることができると知る。今日、私達はその医療システムの確立を強く望むものです。本人にとって、長期にわたっての手術、治療がゆえに、そのものに立ち向かっていく精神的、内面的焦燥はいかばかりのものがあります。少なくとも、口腔外科医、言語聴覚士、歯列矯正医のチームを編成した専門医が拡充され、患者と医師との意思疎通が不可決なものとされることを願わずにはいられません。患者が振り回されることなく三役そろった目の前で、平均に子供達に医療処置が施され、現実的に治療に展望が持てるならば、それは、本人にとって精神的負担や不安の軽減となり、心にゆとりと広さを持つことができ、ハンディを前向きにとらえられることに結びつくものと思われます。また、口唇、口蓋裂の症例はさまざまであり、他者の治療が即自分にあてはまるとは限らず、各個人の一貫した治療計画が必要で、またそこに口蓋裂治療の難しさもあるようです。それゆえ、安易に治療にのぞむことなく、その治療の淘汰を見極め、本人自ら治療の認識、知識を深め、あくまで治療に埋没することなく、最終的には自身が選択し決めていくことが望ましいと考えます。

なんらかのハンディを持って生まれてきた子供達にとって、その欠けた部分の発達を促すための医学的、教育学的、人為的配慮と働きかけがあってはじめて健全な発育、発達が望めるものであり、これは障害の重い軽いにかかわらず、いえることです。本人にとって障害を持って生まれてきたことが不幸ではなく、問題はその障害がいかに軽減され人間的あり方がなされるかということだと思います。ハンディを持つものにとってその障害の軽減と改善に努力し、機能的成長をめざすとともに、人間社会の一員として社会的存在としてある、この両側面があって、より人間的生き方がなされてゆくものです。

成人口唇、口蓋裂者として、私達に連なる十〜二十代の若年層が、そう変わらない状態でおかれてきたことを知る今日、心痛む思いがします。それを思うとき、ある言語治療室の先生が、「Aさんへ」の手紙の中で述べられていることが頭に浮かびます。「正しく明瞭な言葉を身につけるということは、平等な人間関係を創り出すためにまず必要なことです。障害という感覚でとらえるというのではなく、人類の普遍的な目的である平等な人間関係の形成発展に必要不可欠な資質を子供に備えさせるために、教育は言語を問題にしその改善を計画するようになったのです」とあります。言語の重みと人間の重みを感じます。

青年の会が発足してしばらく経ちますが、この間、私自身いろんなことを学びました。その一つとして、同症者、親の会、私達のために熱心に取り組んで下さっている先生方に接する機会を得、自分の中にくすぶっていたものをとらえることができました。これは自身一人ではなしえなかったことです。

青年の会は、同じ疾病を持つものがよりそいなぐさめ合う場としてのみ発足したわけではありません。あくまで自分を補うすべを、自分で見つけてゆくことはしかり、仲間を通してその手段としての役割を果たすものです。自身の疾病を、全く自己中心的なものからより客観的な広がりを持ってとらえていくことを期待し、あるがままを受け入れ、それに立ち向かってゆくことが必要であり、これは、いろんな意味において大切なことだと思います。同症者でしかわからない心の内があるとともに、同症でありながら点在しているがゆえに、私達のかかえている共通した問題が浮かび上がらない面もあります。潜在的な問題を具現化してゆくためには、お互いが力となり声を出してゆくしかないと思うのですが。一人強くたくましく生きてゆくとか、自身一人よりよくなるということは、現代の社会状況ではなかなか難しいと感じるのです。

昭和五十七年四月から歯列矯正治療が健保適用実施の運びとなりましたが、これは私達にとりかけがえのない喜びです。現実、矯正治療とは無縁の状態で素通りしてきた層が多いだけに、その受け止め方もひとしおです。

私達にとっていつわりなくなおる疾病として、またありふれた疾病の一つとしてとらえられる日のくることを願い、その思いを未来に託して。

VI　今後の口唇《こうしん》、口蓋裂《こうがいれつ》の治療、研究

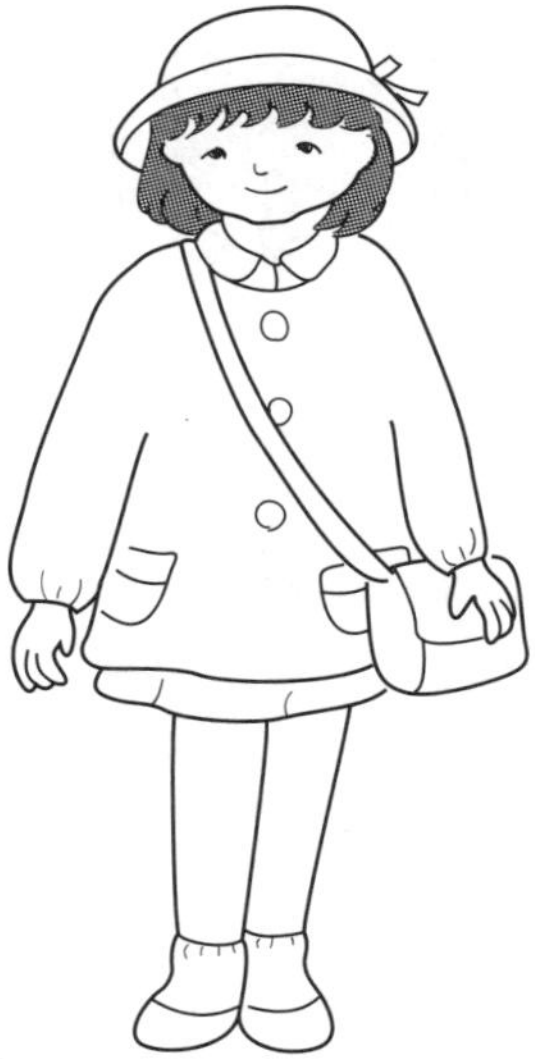

1. 口唇《こうしん》、口蓋裂《こうがいれつ》は増えているのか

この病気について、私達が最近一般の人々に行った調査では、成人男女の十九・四パーセントはこの病気について「非常によく知っている」、七十九・一パーセントの人々は「この病気について聞いたり、患者さんを見たことがある」と答えており、「知らない」と答えたのは一、六〇八人の調査対象者の中でわずかに二十人、一・三パーセントでした。

また、「身内や知り合いにこの病気の方がいる」と答えた人が三十三・五パーセントにのぼっており、この病気が一般の人々にも非常によく知られていることがわかりました。

このように、一般の人々がよく知っている理由としては、何といってもこの病気が多いからですが、特に日本人の出現率は白人や黒人に比べ高いといわれており、人種により本症出現率に差があることが知られています。また、この病気の出現率は、同一民族においても食生活の変化、環境汚染などにより変動している可能性があるので、日頃よくこの病気は増えているのですかと質問されます。

日本産婦人科医会により、あらゆる先天的な病気の発生率が全国で調査されています。二〇〇〇年の口唇裂と口唇口蓋裂を合わせた発生率は、一万人中一三・一四人で、口蓋裂については、四・九三人でした。

近年の環境破壊、環境汚染の進行には著しいものがあり、これは、本症の出現率になんらかの

わが国における新生児（死産児を含む）の口唇、口蓋裂の
発生頻度の推移（10,000人あたり）

	1980-84	1985-89	1990-94	1995-99	2000
口唇裂、口唇口蓋裂	12.79	14.25	15.47	16.78	13.14
口蓋裂	8.71	5.18	5.53	4.38	4.93

（日本産婦人科医会の調査より）

悪影響を与えているのではないかと疑われましたが、この結果をみるかぎりにおいては、いまのところ幸いにも著しい増加の傾向は認められません。しかし、この病気の発現率はいろいろな環境因子の影響を受けると考えられますので、今後も経年的に調査を行い、発現率に留意していく必要があります。

2. 原因の究明について

口唇《こうしん》、口蓋裂《こうがいれつ》になる原因については、現在まだ不明な点が多く、世界中で多くの研究者がこの病気の原因を明確にするため、日夜努力を続けています。

病気の原因を研究する方法には、大きく分けると二つの方法があります。

一つは疫学的方法といって、多くの患者さんの資料から、この病気の原因になっていると思われる食品、嗜好品などの要因を検討したり、逆に予防的に作用する要因を追求したりする方法です。

もう一つは、いわゆる動物実験で、疫学的研究などで検討された結果を動物で実験し、さらに詳しく解析するものです。

疫学的研究からは、日本人のこの病気の発現率、また、家族内発現率などのほかに、家族の方の健康状態やお母さんの妊娠中の経過などを調査することにより、この病気をすこしでも予防するための因子の追求がなされています。

動物実験を通じては、この病気は、妊娠初期のある一定の期間になんらかの要因が関与するとこの病気になりやすく、同じ妊娠中でも他の時期では病気にならないこと。マウス、ラットでは、ステロイドホルモンというもともと体の中に存在するホルモンでも、ある時期に多量に投与するとこの病気になること。また、この時期に絶食の状態にするだけでもこの病気になる例があることがわかってきています。

最近では、ＣＬ／Ｆｒ系マウス、Ａ／Ｊ系マウス、Ａ／Ｗｙ系マウスといったこの病気と非常に関連の強い因子をもつというマウスが開発されており、このマウスを使うことにより、いままで不明であった多くのことが明らかになってきています。

さらに、これらの口唇、口蓋裂自然発生マウスと、全胎仔培養法といって、試験管内で胎仔（マウスの赤ちゃん）を、母獣（マウスのお母さん）の中と類似した状態に保つことにより、口唇裂

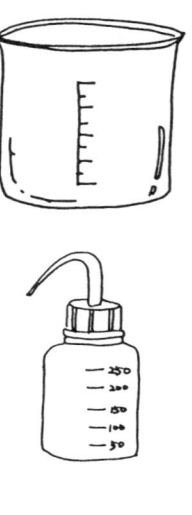

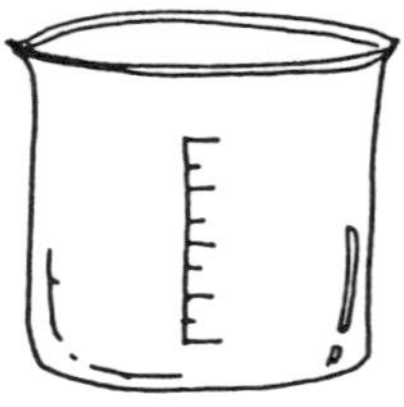

になる状態を直接観察することも可能になってきています。また、遺伝子解析や受精卵移植法、相差電子顕微鏡の進歩もこの病気の原因の究明には大きく貢献しています。

口唇裂では、顔面をつくる上顎突起、球状突起の成長方向、突起のくっつき方、また、くっつく時期がこの病気の発生と強く関連があると考えられ、これらをコントロールするメカニズムについて研究が進められています。

口蓋裂では、左右の口蓋突起と鼻中隔《びちゅうかく》がうまくくっつかないことにより発生しますが、この状態を相差電子顕微鏡で観察すると、左右の口蓋突起が癒合《ゆごう》（くっつくこと）しようとするとき、その中心には活発な細胞分裂をする細胞の集団があり、また、その細胞の集団が前のほうから後方（のどのほう）へ進んでいくことにより口蓋（うわあご）がくっついていきます。

この左右の口蓋突起をくっつける細胞集団が近づいてくると、その手前の上皮にはプログラムド・セル・デスという現象がおこり、いままであった上皮がなくなり、左右の突起がくっつくのを助けます。また、その周囲にはマイクロビリイというひげのようなものが出てきて、ちょうど左右の突起をひきつけるような動きをみせます。口蓋裂になるのは、この活発な細胞集団に元気がなかったり、または、プログラムド・セル・デスといった状態が生じなかったりすることにより発生する可能性が強いと考えられており、現在では、この突起のレセプターに関連した研究や、この一連の口蓋突起の動きに影響を与えている因子の追求がなされています。

3. 予防法や治療薬の研究はいま

「口唇《こうしん》、口蓋裂《こうがいれつ》を予防する方法はないのですか？」とよく質問を受けます。

しかし、残念ながら現在のところ確実な予防法や治療法はありません。

しかし、これらに対する数々の研究がなされています。一九七〇年代までの研究は、おもにある物質をマウスやラットに投与して、この病気になるかどうかをみるといった、いわゆる催奇形性実験が行われてきました。その後には、口唇、口蓋裂を発生する物質を動物に投与し、口唇、口蓋裂を生じやすい状態にしておいて、これにまた他の薬剤、温度など他の要因を変化させ、この病気の発現率に差がでるかどうかという実験が行われるようになりました。しかしこの種の実験で口唇、口蓋裂の発現率が減少する物質が明らかになっても、これは前に投与した物質と直接反応してしまっている可能性が否定できず、ヒトの口唇、口蓋裂の実験モデルとしては十分ではありませんでした。

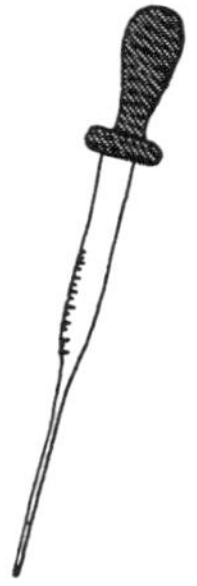

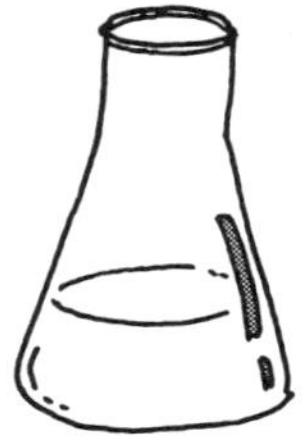

しかし、一九八〇年代から、前項でお話したような、CL／Fr系マウス、A／J系マウス、A／Wy系マウスといった口唇、口蓋裂自然発生マウスが実用化されることにより、予防法、治療法の研究は著しく進んでいます。

これらの研究を通じ、酸素やある種のビタミンやホルモン、ウイルスなどに口唇、口蓋裂になりにくくする作用（口唇、口蓋裂発生抑制因子）があることが確認されてきています。しかし、実際にヒトに応用するには、今後多くの研究がなされなければなりません。現在私たちのセンターでは、妊娠をしようとする女性の相談には応じております。

4. 胎内手術の可能性について

これまでもお話してきたように、口唇裂《こうしんれつ》も口蓋裂《こうがいれつ》も、お母さんのおなかの中で各々の突起がくっつききらなかったことによってこの病気になるということがわかっています。そうであれば、赤ちゃんがお母さんのおなかの中にいる間に手術をしてくっつけてしまうことはできないだろうか、ということが古くからいわれてきました。

お母さんのおなかの中にいる間に手術をすることを胎内手術といいます。この胎内手術は、動物を用いた実験が行われていましたが、最近、画像診断の技術が進歩し、お母さんのおなかの中にいるときから口唇裂と診断できる場合があり、これにより口唇裂胎内手術の可能性は高まったともいえます。一方、学者によっては、手術による母体、赤ちゃんに与える影響などから、口唇裂については、出生後に手術を行ったほうがよいという意見も多く、実用化されるかどうかは不明です。

5. 口唇口蓋裂予防と遺伝子解析へのとりくみ

愛知学院大学口唇口蓋裂センターでは、我が国で唯一日本政府の大型の研究費をうけ、口唇口蓋裂の予防と口唇口蓋裂ならびに関連した先天性症候群の解析のための全国的な遺伝子解析機構を設立しています。北海道から沖縄県まで、全国の口唇口蓋裂の専門施設も参加していますので、くわしくはお問い合わせ下さい。

また平成十八年四月より、「・安部浩平初代日本口唇口蓋裂協会理事長記念寄附講座・口腔先天異常遺伝学・言語学講座」が設立され、我が国初の口唇口蓋裂に特化した遺伝の専門、口唇口蓋裂の臨床の専門、小児科代謝異常の専門の3名の教授より講成される遺伝カウンセリング部門が開設されました。

(http://www.aichi-gakuin.ac.jp/~cag_sp/)

各地の「口唇・口蓋裂児親の会，勉強会，青年の会」
問い合わせ先　　　　　　　　　　（平成22年 1月現在）

1	名称
2	代表者
3	連絡先
4	会員数
5	入会費、年会費等
6	定例行事、イベント等
7	患者さんに伝えたいインフォメーション

1	山形県ことばを育む親の会
2	武田信博
3	〒990-0043 山形市本町一丁目5-24　山形市立第一小学校ことばの教室内 tel：023-622-0654　fax：023-633-9301
4	約400人
5	500円
6	研修会等

1	福井県口唇口蓋裂児を持つ親の会「つくしの会」
2	吉長正子
3	福井県福井市四ツ井一丁目23-15

4	40名

1	口唇・口蓋裂友の会（口友会）
2	宮達彦
3	〒140-0001 東京都品川区北品川2-23-2　金子ビル202号 tel：03-5479-8941　fax：03-5479-8925 http://www.koyukai.org
4	約300家族
5	正会員（本人・家族）：入会金4000円、年会費6000円 賛助会員　　　　　　：入会金4000円、年会費10000円
6	年２～３回　医療講演　交流会開催、・各支部毎の交流会　・茶話会 年４～５回　会報の発行
7	全国に16の支部があり、支部活動により親睦を深めています。 本人会員による成年部があり、交流しています。 重複部は合併症をもつ本人と親たちで構成され、交換ノートやメーリングリストで交流の輪を広げています。 事務局を通して会員さんの相談にあたったり、外部への対応、働きかけをしています。

1	わかあゆ会（口唇口蓋裂児を持つ親の会）
2	小柳津こずえ
3	愛知県豊橋市船渡町字船渡70 tel & fax：0532-25-4452
4	約86家族
5	年会費1000円

6	6月頃総会、他に例会年1回 役員会：年6回程度 新聞『わかあゆ』：年2回程発行
7	口唇口蓋裂の子を持つ親達が、地域的に集まり、悩みを相談解決し、子供達が心身共に健やかに育つように、話し合い、勉強する場です。

1	口唇口蓋裂を考える会（たんぽぽ会）
2	横田雅英
3	事務所 〒480-1101 愛知県愛知郡長久手町大字熊張字早稲田1017　近藤浩光 tel & fax：0561-62-0148
4	約230家族
5	入会金無し、年会費正会員3500円、賛助会員1口1000円2口以上
6	5月頃　総会、8月頃　夏の親睦会 その他　地区懇談会（愛知、岐阜、三重のいずれかで2ケ所程度）
7	①子育てを楽しんでできるよう、また当事者がありのまま誇りを持って生きていくことができるよう会員同士の相互支援 ②医療制度の改善と社会保障の拡充 ③口唇口蓋裂に対する社会的理解の向上 ④誰もが障がいの有無にかかわらず人間として尊重される社会の実現 これらを願って活動しています。

1	ほほえみ
2	荒川育美
3	滋賀県蒲生郡安土町常楽寺775-4 tel & fax：0748-46-3715

5	必要時に徴集
6	関西地区口唇口蓋裂児と共に歩む会との合同集会
7	できるだけ母乳を飲ませてください。授乳についての相談にも、助産師としてのアドバイスをさせていただきます。

1	京都口友会
2	山上良一
3	京都府向日市寺戸町乾垣内29-4
4	70名
5	入会費200円、年会費2400円（200円×12カ月）
6	年度始め　総会と記念講演会（形成、矯正、言語の専門の先生に依頼する） 交流合宿（一泊２日予定で子供、青年部、親との交流会）
7	京都口友会では講演会、合宿を通して、情報交換の場を持つ。そして同じ年頃の子供を持つ親同士の交流を持つ。また情報交換の場を大切にしたい。

1	鳥取県口唇口蓋裂児・者と親の会（ほほえみ会）
2	別所ひろみ
3	〒689-2511 鳥取県東伯郡琴浦町出上160-7 tel：0858-55-0497
4	40名
5	入会費なし　年会費　会員（患者・家族）　2000円 年会費　賛助会員　1000円

6	総会（年１回）、医療講演会、地区会（県内を３地区に分けて開催）

1	きびだんごの会
2	稲上明子
3	〒704-8114 岡山県岡山市東区西大寺東3-6-11-2 tel & fax：086-942-3122
4	岡山県を中心に中国四国で50世帯
5	入会費なし、年会費3000円
6	定例会（年２～３回）、講演会（年１回）、会報（年４～５回発行）
7	大きな活動はできませんが、会員同士、楽な気分になれる集まりを持つことをモットーとしています。出産直後からの御家族の支えになりたいと思っているので、産科への当会のアピールを広げているところです。

1	広島口唇裂口蓋裂親の会（広島大学時代）
2	井藤一江
3	〒731-5125 広島市佐伯区五日市駅前2-11-12-201　井藤矯正歯科 itokyousei@jeans.ocn.ne.jp
4	歯科医院の患者さん約50名
5	無料

6	広島大学歯学部附属病院矯正科在籍中に、お母様達に口唇口蓋裂の治療についての情報をお教えしたり、ご相談に乗りたいと考えて、「広島口唇裂口蓋裂親の会」を作りました。大学では協力者であるドクターの退職や看護師さんの配置移動等のため運営が難しく、私の退職によって自然消滅という形になってしまいました。矯正歯科医院開業後は保健所で口腔ケア相談の一環として口唇口蓋裂の子供さんをお持ちのお母様方のご相談に乗ったり、電話での相談に乗ったりしています。会としての活動はしていませんが、何でもご相談をお受け致しますので、お気軽にご連絡下さい。通院に便利な病院も御紹介致します。

1	香川県口唇口蓋裂の会（香川たんぽぽの会）
2	森仁志
3	香川県木田郡三木町池戸3267-4　もり歯科矯正歯科医院
4	30名
5	無料
6	不定期の勉強会、お茶会、電話によるセカンドオピニオン的相談会
7	現在、顧問に香川医大、香川県立中央病院、日赤病院のドクター、ST等と勉強会を行っています。香川医大ともり歯科ドクターの資格で、4級障害者手帳をすぐに認定できるようになりました。セカンドオピニオンとしての役割を持てるように活動しています。（無料の電話相談）

1	福岡親子の会「つばさ」
2	鈴木　陽
3	〒812-8582 福岡市東区馬出3-1-1 九州大学病院 CLPクリニック HP　http://www.dent.kyushu-u.ac.jp/tsubasa/index.html メールアドレス：tsubasa9@dent.kyushu-u.ac.jp
4	約600家族

5	定例会の時、出席１家族500円
6	定例会（年２回、講演会と親睦ピクニック)、保護者茶話会（3ヵ月毎)、会報（年２回発行）
7	最初は九州大学病院・口唇口蓋裂クリニックに受診されている患者さん、ご家族、治療従事者のコミュニケーションの場として始まりました。しかし、福岡には他に多くの形成手術を中心とした医療機関があります。この方々も一緒に、治療や子育ての悩みを相談したり、勉強会をしようという主旨で、医療機関には関係なく北部九州地区のコミュニケーションの場として会を発展させようと考えております。

1	口唇口蓋裂児かけはし別府親の会
2	山本純子
3	〒874-0930 大分県別府市光町11-21 tel：0977-21-0028
6	現在、活動は中止となっており、病院やケアについての資料が古いので、参考にはならないと思いますが，精神的な面でなにかお役に立てるようでしたら。

各地の親の会，勉強会，青年の会で，本書へ住所を掲載することについて許可をいただいた会を上記のように掲載致しましたので，詳細は各会へお問い合わせてください．

また，この欄に掲載を希望される親の会，勉強会，青年の会などがありましたなら，下記までご連絡下さい．

〒463-0067 愛知県名古屋市守山区守山三丁目 3-15

医）鈴木歯科医院　tel 052-791-2875

鈴木　俊夫

http://www.ne.jp/asahi/suzuki/dental-clinic/

相談コーナー

▩本書に対するご意見，口唇，口蓋裂に関する質問などは，下記まで手紙にてご連絡下さい．なお，必要に応じて，電話にて連絡させていただきますのでご質問の場合は電話番号も必ずお書き下さい．

〒464-8651　名古屋市千種区末盛通2－11
愛知学院大学附属病院口唇口蓋裂センター

▩援助団体

特定非営利活動法人日本口唇口蓋裂協会は、国際連合認定法人（ロスター）として国内外でいろいろな援助活動を行っています。電話、手紙での質問、お問い合わせは下記までご連絡下さい。

◆口唇・口蓋裂ホットライン
　電話による悩みの相談を受け付けております。
　育児方法、口に関する悩み、いじめの問題など、
　どのような内容でも結構ですのでお気軽にご相談下さい。

◆会報を定期的（年4回）にお届けします。

〒464-8651　名古屋市千種区末盛通2-11
愛知学院大学内
日本口唇口蓋裂協会
☎052-757-4312

◆インターネットによる情報提供
http://www.aichi-gakuin.ac.jp/~jcpf/

【監修者略歴】
河《か》 合《わい》 幹《つよし》
岐阜県出身
医学博士
東京歯科医学専門学校卒業
東京女子医科大学助教授
愛知学院大学歯学部教授
日本口腔外科学会会長
日本口蓋裂学会会長を歴任
愛知学院大学名誉教授
日本口腔外科学会前理事長
東海医療福祉専門学校校長

【著者略歴】
鈴《すず》 木《き》 俊《とし》 夫《お》
愛知県出身
愛知学院大学歯学部卒業
同学部非常勤講師・鈴木歯科医院院長
日本口腔ケア学会理事長
日本口唇口蓋裂協会理事
日本形成外科学会会員
「たんぽぽ会」顧問
ラオス国立大学医学部客員教授

【著者略歴】
夏《なつ》 目《め》 長《なが》 門《と》
愛知県出身
医学博士・歯学博士
愛知学院大学歯学部大学院博士課程修了
愛知学院大学
口唇口蓋裂センター部長
言語治療外来部門科長
口腔先天異常学研究室教授兼務
国際口唇口蓋裂協会理事，事務局長
米国口蓋裂学会会員
日本先天異常学会理事
日本小児口腔外科学会理事
日本口蓋裂学会評議員
国際口腔外科学会会員
日本口腔外科学会評議員
日本形成外科学会会員
日本口唇口蓋裂協会常務理事
日本医学歯学情報機構理事，事務局長
国立ハノイ医科大学客員教授
国立ヤンゴン大学客員教授
国立モンゴル健康科学大学客員教授
カナダ　ダルハウジー大学客員教授　等

口唇口蓋裂の理解のために　第2版
—すこやかな成長を願って—　ISBN978-4-263-44174-9

1989年6月10日　第1版第1刷発行
1999年7月20日　第1版第8刷発行
2004年5月20日　第2版第1刷発行
2017年12月15日　第2版第6刷発行

監修　河合　幹
発行者　白石泰夫
発行所　医歯薬出版株式会社
〒113-8612 東京都文京区本駒込1-7-10
TEL. (03)5395-7638(編集)・7630(販売)
FAX. (03)5395-7639(編集)・7633(販売)
https://www.ishiyaku.co.jp/
郵便振替番号　00190-5-13816

乱丁，落丁の際はお取り替えいたします　印刷・教文堂／製本・皆川製本所